Sandro Strack mit Andrea Micus

Ich hatte ein Leben

Sandro Strack mit Andrea Micus

Ich hatte ein Leben

Wie ich mir vom Kriegseinsatz in Afghanistan traumatisiert den Weg zurück ins Glück erkämpfen musste

riva

Bibliografische Information der Deutschen Nationalbibliothek:
Die Deutsche Nationalbibliothek verzeichnet diese Publikation in der Deutschen Nationalbibliografie; detaillierte bibliografische Daten sind im Internet über http://d-nb.de abrufbar.

Für Fragen und Anregungen:
info@rivaverlag.de

1. Auflage 2016

Nymphenburger Straße 86
D-80636 München
Tel.: 089 651285-0
Fax: 089 652096

Redaktion: Julia Jochim
Umschlaggestaltung: Verena Frensch, München
Umschlagabbildung: Foto © privat; Hintergrund: © shutterstock/focal point, shutterstock/Fat Jackey
Fotos aus dem Innenteil: © privat
Satz: Carsten Klein, München
Druck: GGP Media GmbH, Pößneck
Printed in Germany

ISBN Print: 978-3-86883-977-7
ISBN E-Book (PDF): 978-3-95971-328-3
ISBN E-Book (EPUB, Mobi) 978-3-95971-329-0

»Man kann den Soldaten aus dem Krieg nehmen,
man kann aber den Krieg nie wieder
aus dem Soldaten nehmen.«
Bernhard Drescher – Bund Deutscher Veteranen e.V.

Danke an Oberstleutnant Ralph Pfeffer vom ABC-Abwehrbataillon 7 in Höxter für die engagierte Unterstützung und die offen gewährten Einblicke in die Arbeitsweise der Bundeswehr.

Sandro ist einer von knapp 400.000 deutschen Soldaten, die bislang – teils mehrfach – an Auslandseinsätzen der Bundeswehr teilgenommen haben.

Für meine Eltern

Prolog

»Gib Gas, Stracki, wir müssen hier weg, sofort!« Der Kommandant unseres Transportpanzers spricht angespannt, aber ruhig und sieht nervös aus dem Fenster. »Ich habe soeben die Meldung bekommen, dass ein Fahrzeug mit IED unterwegs ist. Es soll ein weiß-gelbes Taxi sein!«

Ich atme tief durch. Es kann also ernst werden, sehr ernst. IED ist die Abkürzung für »improvised explosive device«. Man kann es auch einfach ausdrücken: Irgend jemand möchte uns in diesem Land in die Luft fliegen sehen.

Ich trete das Gaspedal des 17 Tonnen schweren Gefährts vorsichtig durch. Mein Herz rast. Ich habe Angst.

Wir sind auf dem Weg nach Kabul. Genauer nach ›Antenna Hill‹, so nennt man die Funkstation für unsere Einsatzkräfte, um dort eine Fernmeldestelle zu kontrollieren. Von unserem internationalen ›Camp Warehouse‹ sind es bis dorthin gerade mal knapp 25 Kilometer, aber wir sind schon mehr als eine Stunde unterwegs. Die Straßen sind hier in der afghanischen Hauptstadt sehr belebt, und der Verkehr ist nicht so geregelt wie bei uns. Viele Fußgänger laufen auch auf den Fahrwegen herum, dazu kommen Eselskarren, Handwagen, Fahrräder und klapprige Autos. Es herrscht ein stän-

diges Gedrängel und Durcheinander, begleitet von unablässigem Gehupe und den lauten Stimmen der Menschen – und all das wird im Führerhaus noch vom dumpfen Röhren des Motors überlagert.

Ich muss als Fahrer extrem konzentriert sein, damit in diesem Chaos kein Unfall passiert, und so kommen wir nur im Schritttempo voran. Die Afghanen sind geduldig. Ich normalerweise auch. Aber heute, mit dieser Nachricht im Kopf, habe ich nur noch einen Wunsch: ich will so schnell wie möglich weg hier und mich und meine Kameraden in Sicherheit bringen.

Doch das ist im Moment nicht so leicht. Ich sitze dick bepackt mit Helm und Weste am Steuer, die Waffe, eine G36, steht rechts neben mir, die Pistole, eine P8, trage ich am rechten Bein im Halfter. Mit mir im Auto sind der Kommandant an der hinteren Luke und zwei Kameraden, einer steht an der vorderen Luke, der Funker sitzt auf der Rückbank. Wir führen den Trupp aus drei Fahrzeugen an und sind über Funk mit der Einsatzleitung im Camp und den anderen Fahrzeugen hinter uns verbunden. Die Fahrt war bislang ruhig, ohne besondere Vorkommnisse. Zumindest kam es uns so vor. Das heißt aber nicht, dass man so entspannt fährt wie in Deutschland.

Wir sind auf Patrouillen im Einsatzgebiet immer hellwach, versuchen alles, was um uns herum passiert, irgendwie einzuordnen. Sieht der Marktstand normal aus? Warum steht ein Eselskarren schiefer als die anderen auf der Straße? Was bedeutet das gelbe Schild, das eine Spur zu demonstrativ an der Hauswand angebracht ist? Wir haben ein eintrainiertes Raster im Kopf, durch das alle Informationen laufen, alles, was wir sehen und hören, und bei der kleinsten Unregelmäßigkeit gehen die roten Signallampen in unseren Köpfen an und signalisieren: Achtung! Gefahr! Lebensgefahr!

Und jetzt erreicht uns diese Information.

»Verdammt«, zische ich und lenke den TPz an der nächsten Kreuzung auf eine Ausfahrtstraße. Zum Glück ist hier weniger Verkehr. Ich drücke das Gaspedal durch. Der TPz, die übliche Abkürzung für unseren Transportpanzer, kann bis zu 120 Stundenkilometer fahren. Mit etwas Glück können wir das sichere Lager schnell erreichen. Aber was nützt es, wenn uns die Taliban bis dahin einen Sprengsatz auf die Straße legen. Wir wissen genau: die richtige Menge Zündstoff knackt jeden Panzer, auch unseren. Wir haben reichlich Bilder von ausgebrannten Wracks gesehen. Und was hilft der Hinweis auf ein gelb-weißes Taxi? Wir sind in Kabul. Es wimmelt von Taxen in diesen Farben.

Was war das? Ich höre das typische Pin, Pin. Das Geräusch, wenn Kugeln auf Metall treffen, das ich nur zu gut kenne. Mein Herz stolpert jetzt, ich schnappe nach Luft und da ist wieder das flaue Gefühl im Magen, das ich immer spüre, wenn die Angst in mir aufsteigt, und meine Hände zittern.

»Bloß weg hier. So schnell wie möglich«, murmele ich und steuere das Fahrzeug jetzt in Zick-Zack-Schlangenlinien kreuz und quer über die breite Straße, um es aus der Schusslinie zu bringen. Aber ich darf dabei aufgrund der Minenlage niemals von der Straße abkommen.

Der Kommandant, meine Kameraden, wir alle sind hoch angespannt. Wir wissen nicht, was wirklich los ist. Wir haben Angst, eine gottverdammte Angst.

In meinem Kopf überschlagen sich jetzt die Bilder. Das Trainingslager in Hammelburg, die Einsatzübungen in Gerolstein. Ich weiß nicht mehr, wie oft wir zu Hause einen Kampfeinsatz geprobt haben. Aber es waren eben Proben, daheim in Bayern oder in Westfalen, in der sicheren Heimat. Auch wenn man noch so akribisch alles nachstellt, weiß man, dass es nur ein Spiel ist. Wir haben Krieg gespielt. Aber jetzt ist er Wirklichkeit. Jetzt fliegen mir in Afghanistan sprichwörtlich die Kugeln der Taliban um die Ohren, und jede einzelne kann tödlich sein. Pin, Pin. Das war die Fahrertür. Pin, Pin. Und das war die Motorhaube.

»Los, noch schneller«, brüllt mein Kommandant ins Mikrofon. Seine Stimme klingt jetzt im Kopfhörer schon fast panisch verzerrt. »Stracki, mach schon« ruft er noch einmal.

»Alles okay!«, zische ich und sehe im Rückspiegel nach den beiden anderen Fahrzeugen. Gott sei Dank! Wir sind noch zusammen! Mit starrem Blick versuche ich das ratternde Fahrzeug so schnell wie möglich durch den inzwischen immer leerer wirkenden Kabuler Vorort zu lenken. Ich darf jetzt nicht den kleinsten Fehler machen. Ich habe die Verantwortung. Es sind die Augenblicke, in denen man funktioniert, weil man weiß, dass es um alles geht. Was sind das für merkwürdige Autos vor uns? Moment, die parken doch falsch herum! Sind wir in einen Hinterhalt geraten?

Die Explosion ist ohrenbetäubend, die zeitgleiche Druckwelle erfasst das ganze Fahrzeug, scheint die 17 Tonnen wie ein Gummiboot vom Boden zu drücken.

Tut sterben eigentlich weh? Der Himmel ist blau. Pin, Pin, ein Vogel sitzt im Baum und sieht zu mir herunter. Es ist eine Amsel. Susi, Mama, ich liebe euch. Mein Mund ist so trocken. Der Sand. Ich werde mich nie daran gewöhnen, ihn ständig zwischen den Zähnen zu haben. Ich schmecke Blut. Mir wird warm. Es ist vorbei, ich sterbe, hier, weit weg von zu Hause, in Afghanistan. Warum?

»Rrrrrrrr«, »Rrrrrr« – mein Wecker surrt. Ich schrecke auf. Wo bin ich? Im Lager? Wo sind die Taliban? Ich bin jetzt sofort hellwach, greife mit der rechten Hand nach meinem Gewehr. Aber es ist nicht da. Glas scheppert. Hilfe! Im selben Moment sitze ich aufrecht im Bett. »Wo ist die verdammte Waffe«, brülle ich meine Not heraus. »Was sind das für Kameraden, die einem das Gewehr klauen. Und ein Wasserglas hat in der Stube hier auch nichts zu suchen.«

Ich schließe die Augen, sacke erschöpft zurück nach hinten in mein Bett, versuche gleichmäßig zu atmen und langsam wieder zur Ruhe zu kommen. Die Scherben meines Wasserglases glitzern in der Morgensonne. Es war alles mal wieder nur ein Traum, genauer ein Albtraum. Aber er ist vorbei. Ich bin zu Hause in Miltenberg und in Sicherheit.

Kapitel 1

»Sieh mal, Mutti, der Strand hier sieht aus wie gemalt. Kaum zu glauben, dass es so etwas wirklich gibt!«

Es ist Juni 2001 und ich sitze mit meiner Familie in der Küche am Esstisch. Mutti hat gekocht. Es gibt Spaghetti und Tomatensauce, dazu meinen Lieblingssalat, frischen Eisberg mit viel Zitrone. Während wir es uns schmecken lassen, zeige ich Fotos der herrlichsten Karibikstrände. Ich habe sie von Esther bekommen. Sie ist aus Dresden, Ende zwanzig und arbeitet seit einiger Zeit im Restaurant meiner Tante Erika als Bedienung. Esther hat einmal auf dem echten »Traumschiff« gejobbt, also dem Kreuzfahrtschiff, auf dem die berühmte Serie gedreht wird. Tante Erika hat ihr Lokal in Bautzen. Da trifft man selten Menschen, die die Welt gesehen haben. Aber jetzt ist ja Esther da, und ich liebe es, ihr zuzuhören. Sie erzählt von dem quirligen Leben in Singapur, den Tempeln von Sri Lanka und eben von den Traumstränden in der Karibik oder auf Hawaii. Die Fotos, die ich von ihr bekommen habe und jetzt meiner Familie zeige, hat sie alle selbst gemacht.

»Das ist gar kein Sand, das ist Puderzucker«, staunt meine Mutter und gibt das Foto gleich an meinen Vater weiter, der auch ganz große Augen bekommt. »Unglaublich«, meint er und hält das Bild jetzt meinem fünf Jahre jüngeren Bruder Mario hin, der nur ungläubig den Kopf schüttelt. »Wo ist das? Können wir da nicht einmal hinfliegen?«

»Das ist in der Karibik, genauer auf Curacao«, kläre ich ihn auf und sage ihm auch gleich, dass es bis dahin ein Zehn-Stunden-Flug ist.

»Hier, sieh auch mal, Papa, das ist eine Aufnahme aus Jamaika«, sage ich und spreche den Inselnamen aus wie eine Melodie. »Schon der Name klingt wie Wellen, die an den Strand plätschern, findest du nicht?«

Mein Vater muss jetzt schmunzeln. »Komm, Junge, jetzt bleib' mal wieder in der Heimat. Wie war es eigentlich heute im Haseneck?«

Mit der Frage holt er mich aus meinen sonnigen Fernweh-Träumen zurück in den harten Alltag. Das Restaurant »Zum Haseneck« ist mein Ausbildungsplatz. 80 Sitzplätze, Außenterrasse, traditionell-elegante Einrichtung und eine Küche vom Feinsten, und das sage ich nicht, weil ich dort arbeite. Das Essen ist wirklich gut. Ich bin im dritten Lehrjahr als Koch, und meine Spezialität ist Kaninchen in Rotweinsauce.

»Viele Stammgäste fragen vor der Bestellung erst, ob du in der Küche bist. Sie meinen, es schmeckt bei dir am besten«, hat mir mein Chef vor Kurzem gesagt, und ich bin mächtig stolz auf das Kompliment. Es gefällt mir auch gut dort. Das Arbeitsklima ist klasse. Ich lerne viel. Vermutlich werde ich mit dem Abschluss in der Tasche auch übernommen. Aber ich weiß nicht, ob ich das überhaupt will. Insgesamt ist mir das alles zu langweilig. Ich habe ganz andere Pläne, und heute erzähle ich die auch.

»Wenn ich fertig bin, haue ich ab«, sage ich jetzt laut und weiß, dass ich damit meine ganze Familie aufschrecke.

»Wohin willst du denn? In den Westen?«, fragt mich meine Mutter sofort, und ich habe auf genau diese Frage gewartet. Sie glaubt nämlich, dass ich drüben leichter Arbeit finden kann, wenn ich im »Haseneck« nicht bleiben kann. Mutti hat immer Angst, dass ich arbeitslos werden könnte. Bei ihrer Geschichte ist diese Angst auch nicht überraschend. Sie ist gelernte Erzieherin und hat bis zur Wende einen guten Job in einer Kinderkrippe gehabt. Aber nach 1989 brach hier erst einmal alles zusammen. Mutti wurde arbeitslos und ist es bis heute geblieben. Sie schlägt sich mit Ein-Euro-Jobs durch. Vater hatte Glück. Er hat bei einem VEB als Kraftfahrer gearbeitet und ist nach der Wende gleich vom neuen Eigentümer übernommen worden. Er muss sich keine Sorgen machen. Gott sei Dank! Deshalb geht es uns auch recht gut. Wir haben eine schöne Plattenbauwohnung am Stadtrand von Bautzen, einen VW-Golf und fahren zweimal im Jahr in die Ferien. Vor der Wende sind wir im Sommer regelmäßig an der Ostsee gewesen und im Winter häufig im Altvatergebirge in der Tschechei.

Nach der Wende haben wir uns viel angesehen. Die Eltern waren mit uns auf Mallorca, Korfu und in der Türkei. Finanziell geht es uns gut. Aber wir haben andere Sorgen. Denn Mario, mein 14-jähriger Bruder, ist krank. Er leidet an einer schweren Form der Epilepsie, die erst festgestellt worden ist, als er sieben Jahre alt war. In seinem Gehirn ist in unregelmäßigen Abständen die Blutzufuhr unterbrochen. In schlimmen Zeiten passiert das mehrmals in der Stunde, in guten nur alle paar Tage. Gemerkt haben wir anfangs nichts. Er kam uns eher schusselig vor, und ich habe mich sogar über meinen kleinen Bruder lustig gemacht, wenn er während seiner Anfälle seinen Kakao verschüttete oder etwas auf den Boden fallen ließ. Mit der Zeit wurde es immer schlimmer, und er kippte einfach um. Die Wahrheit kam nach und nach ans Licht, und die ganze Familie war geschockt.

Zum Glück konnte die Epilepsie mit Medikamenten behandelt werden, aber Mario muss seitdem nach einem strikten Tagesrhythmus leben, mit viel Schlaf und ganz viel Regelmäßigkeit. Und damit das bei einem Kind klappt, haben meine Eltern ihn immer im Auge. Mario muss immer zur gleichen Zeit frühstücken, Mittag- und Abendessen und grundsätzlich um 19 Uhr ins Bett. Er darf sich nicht aufregen und deshalb auch nicht von mir geärgert werden, und er braucht besonderes Essen und den besten Platz vor dem Fernsehapparat. Überhaupt dreht sich bei uns seit Jahren alles um Mario und eigentlich nichts um mich, zumindest empfinde ich das so.

»Das ist doch Unsinn«, meint meine Mutter immer. »Sei doch nicht eifersüchtig auf deinen Bruder, der so krank ist. Sei doch glücklich, dass du gesund bist und dir alles leicht fällt.«

Mein Vater sieht das genauso. »Bei dir läuft es von selbst. Es ist schön, dass wir uns nicht auch noch um dich sorgen müssen.«

Natürlich bin ich froh und dankbar, gesund zu sein. Aber mir tut es trotzdem seit Jahren richtig weh, dass immer nur Mario im Mittelpunkt der Familie steht. Stundenlang wird über ihn gesprochen, und wenn ich mal etwas sage, hört überhaupt keiner zu. Wenn Mario in der Schule eine Zwei geschrieben hat, war das Tagesgespräch. Die Anerkennung prasselte auf ihn nieder wie ein Platzregen. »Wir sind so stolz auf dich« und »das ist die verdiente Belohnung, weil du dich so sehr bemüht hast« oder auch »du bist eben ein super Junge«.

Meine Zwei wurde mit einem »weiter so« kommentiert. »Du schreibst doch immer gute Noten«, sagte mir Mutti einmal ganz verdutzt, als ich mich über ihre gelassene Reaktion auf die Zwei in Mathe beklagte. Mag sein, aber ich hätte mich trotzdem gefreut, wenn ich nur einmal für eine gute Note einen ähnlichen Jubelsturm erlebt hätte wie Mario. Wenigstens ein einziges Mal.

Aber ich habe vergebens darauf gewartet, mich zu freuen. Bis ich schließlich aufgegeben habe und mir einfach keine Gedanken mehr darüber machen wollte. Ich bin eben die Nummer 2 im Hause Strack. Daran muss ich mich gewöhnen. Basta! Egal was ich auch machen werde, ich kann meinen Bruder in puncto Aufmerksamkeit nicht überholen.

»Das hat doch mit unserer Liebe zu dir nichts zu tun«, hat mir Mutti einmal gesagt, als ich mal wieder ziemlich bissig auf die ausführliche Schilderung eines seiner Schwächeanfälle reagiert habe. Ich hatte es einfach nicht mehr hören wollen, wie schlecht es ihm ging, und angefangen dazwischenzureden. Ich wollte Aufmerksamkeit. Mutti hat es gemerkt und mir eben deutlich gesagt, dass es nicht um das Maß an Liebe ginge, das sie für uns beide empfinde. Sie liebe uns beide gleich. Aber die Sorge um Mario, die sei größer als die Sorge um mich, und das müsste ich doch verstehen.

Nein, ich verstand es damals nicht und kann es auch heute nicht so sehen. Ich fühle mich einfach immer nur zweitklassig. Aber natürlich liebe ich meinen Bruder. Wenn nur diese verdammte Konkurrenz nicht wäre.

»Wohin du willst?«, höre ich meine Mutter noch einmal fragen und schrecke aus meinen Gedanken hoch.

»Entschuldige, ich war gerade abgelenkt«, sage ich lächelnd.

Und dann erzähle ich von meinen Plänen.

»Ich möchte wie Esther die Welt sehen und dabei Geld verdienen. Auf einem ›Traumschiff‹ ist das möglich. Wenn ich in drei

Monaten mein Abschlusszeugnis bekomme, werde ich mich sofort bei der Reederei bewerben«, sage ich bestimmt. Mutti ist jetzt richtig neugierig. »Bei welcher denn?«, fragt sie gezielt. Und ich verrate, dass ich mich schon im Internet informiert habe und die AIDA-Reederei anschreiben möchte. Auch Papa und Mario sind plötzlich hellhörig.

»Verdient man wirklich das Doppelte an Bord. Das habe ich einmal gelesen«, will Papa wissen.

»Und kommst du mit dem Schiff auch nach Japan?«, fragt Mario dazwischen. »Ich habe einen irre spannenden Film gesehen. Das muss echt schön sein dort.«

Ich kann beides nicht beantworten.

Aber an diesem Abend geht uns der Gesprächsstoff nicht aus. Wir unterhalten uns angeregt und lebhaft. Papa holt sogar eine Weltkarte aus dem Schrank, und dann sitzen wir da bei Salzstangen und Fruchtsaft und lassen unsere Finger über die Kontinente gleiten, und vor meinen Augen tauchen die Bilder der schönsten Landschaften der Welt auf. Ich sehe Strände und Hochgebirge, riesengroße Städte und die Weite der Wüsten, in deren Leere nur der Wind pustet. »Ihr werdet sehen, irgendwann spaziere ich über die Große Mauer in China und werde euch ein Bild davon mitbringen,« träume ich mich so weit weg wie möglich.

»Ich beneide dich«, sagt Mutti später, als sie mich an der Haustür mit einem Kuss verabschiedet. »Es ist schön, dass du noch so herrlich träumen kannst. Du bist jung, hast keine Verantwortung. Du kannst alles machen. Die Welt steht dir offen.«

Ich nicke. Sie hat so recht. Ich möchte auch in die Welt ziehen, alles sehen und nicht hier, im Osten der Bundesrepublik, zwischen Mikrowelle und Plattenbau versauern.

Und dann schiebe ich mein Moped zufrieden durch die Nacht, genauer nur vier Eingänge weiter zu meiner kleinen Einraumwohnung, und kann es kaum erwarten, dass mein Leben bald richtig bunt und spannend wird. Natürlich liebe ich auch meine Heimatstadt Bautzen. Ich mag die Gegend und habe viele Freunde hier. Aber ich habe auch genug von der Enge. Nicht nur der in den Gassen, sondern auch der in den Köpfen. Hier lässt man sich nicht gern auf Neues ein.

Bautzen ist klein. Was es zu sehen gibt, habe ich bereits gesehen. Was man erleben kann, habe ich mitgemacht. Ich bin 19 Jahre alt und will hier nicht noch mehr Zeit vertrödeln. Ich will etwas sehen, nein nicht etwas, ich will alles sehen. Aber ich bin auch nicht weltfremd. Ich weiß mit meinen 19 Jahren auch, dass ohne Geld nichts geht. Im Moment verdiene ich im 3. Lehrjahr 450 Euro brutto, dazu bekomme ich noch 70 Euro Ausbildungszuschuss. Meine erste eigene Wohnung kostet 167 Euro monatlich, dazu kommen die Kosten für das Benzin für mein Moped, damit ich zu meinem Arbeitsplatz fahren kann.

Gut, ich komme mit dem Geld zurecht, aber es reicht auch wirklich nur zum Überleben. Reisen sind damit nicht möglich. Und genau das fehlt mir. Ich bin bis jetzt gerade ein paar Mal am Mittelmeer gewesen und habe wunderbare Bilder vor Augen. Die schöne Altstadt von Palma de Mallorca oder die verwinkelten Gassen von Side. Ich sehe das alles noch ganz genau vor mir. Aber diese Bilder im Kopf reichen mir nicht. Der Rest der Welt ist weiße Fläche. Das darf nicht so bleiben. Ich will meine Festplatte im Kopf mit vielen bunten und richtig spannenden Eindrücken füllen.

Später, in meinem Bett, lese ich mit meinem PC auf den Knie die Arbeitsangebote der Reedereien durch. In ein paar Wochen ist es so weit. Dann habe ich den Gesellenbrief als Koch in der Tasche. Dann kann ich meine Bewerbungen schreiben, und noch in diesem Jahr, da bin ich mir ganz sicher, steche ich in See.

***

Um neun muss ich spätestens im Lokal sein. Meine Chefin bereitet heute jede Menge Bratkartoffeln für die Pfannengerichte vor, und ich muss einen riesigen Berg an Gemüse schneiden. Ich blicke schnell auf die Uhr. Es ist schon Viertel vor Neun. Das wird verdammt knapp. Wenn viel Verkehr ist, komme ich garantiert zu spät. Aber ich bin im Moment nicht bewegungsfähig, stehe da wie angewurzelt und fühle mich fix und fertig.

Gerade habe ich in meinem Briefkasten ein Schreiben vom Kreiswehrersatzamt gefunden. Ich soll am 30.10.2001 zur Musterung. Bingo! Ich bin schockiert, denn dieser Brief wirft alle meine schönen Pläne über den Haufen.

Vor eineinhalb Jahren sollte ich schon einmal zur Musterung. Ich habe damals angerufen und gesagt, dass ich eine Ausbildung mache und unmöglich jetzt meinen Grundwehrdienst antreten kann.

Das war in Ordnung. Aber jetzt weiß man, dass ich bald fertig sein werde, und bringt sich wieder in Erinnerung. Und was soll ich jetzt tun? Ich bin ratlos. Wie geht mein Leben jetzt weiter? Wenn ich zur Musterung gehe und als einsatzfähig eingestuft werde, unterliege ich der Wehrüberwachung. Das heißt, ich muss jederzeit damit rechnen, einberufen zu werden. Wenn ich dann auf meinem »Traumschiff« bin, die Einberufung bekomme und wieder von Bord gehen muss, nehmen sie mich dort bestimmt kein zweites Mal, und ich werde die Welt vielleicht nie mehr sehen. Meine Güte, ich lebe seit meinem dritten Lebensjahr in demselben Plattenbau mit meinen Eltern und habe es jetzt gerade mal vier Hauseingänge weiter geschafft. Soll das schon alles gewesen sein?

* * *

»Sandro Strack? Bitte gehen Sie direkt in den San-Bereich!« Ich stehe im Auskunfts- und Beratungszentrum des Kreiswehrersatzamtes und bin aufgeregt wie vor einer Klassenarbeit. Heute muss ich hier ein strammes Programm absolvieren. In den kommenden Stunden werde ich nicht nur körperlich auf den Kopf gestellt, um zu prüfen, in welcher Truppengattung man mich später einsetzen kann, ich muss auch eine Art Intelligenz- und Reaktionstest durchlaufen. Rechnen und Schreiben wird getestet, aber auch Schnelligkeit und Abstraktionsvermögen. Es ist anstrengend, macht aber auch Spaß. Zumal ich zum Glück recht erfolgreich bin. Ich schneide sowohl körperlich als auch geistig gut ab. Sechs Stunden später erfahre ich, dass ich »wehrdiensttauglich mit Einschränkungen« bin: ich bin farbenblind. Aber anscheinend stört das nicht. Der Wehrdienstberater fragt mich jedenfalls, wo ich mich später sehe: Heer? Marine? Luftwaffe?

»Ich weiß nicht so recht!«, antworte ich verunsichert, überlege aber nicht lange. Da mir Wasser und Luft fremd sind, sage ich schnell »Heer«.

»Wenn Sie keine Vorlieben haben, plane ich Sie für die Panzerartillerie ein«, meint mein Berater, der sich mit seinem Dienstgrad Hauptfeldwebel bei mir vorgestellt hat.

Er ist höchstens Ende Zwanzig, trägt eine graue Uniformjacke, und sein Barett liegt neben einem Stapel Bewerbungsmappen. Er spricht klar und deutlich, besonnen und konzentriert. Dabei lächelt er mir immer wieder aufmerksam zu.

»Na, was meinen Sie? Gefällt Ihnen das?«, hakt er nach.

Ich denke nur: Warum nicht? Ich habe sowieso keine Vorstellung, was ich bei der Armee tun kann und soll. Panzer klingt gut. Ich bin dabei.

»Und wann?«, will ich wissen.

»Über den Zeitpunkt kann ich Ihnen jetzt noch keine konkreten Angaben machen«, meint er, nach wie froh ausgesprochen freundlich. »Wir informieren Sie schriftlich über Dienstantritt und Dienstort!«

Ich nehme es hin. Alles ist mir so fremd hier. Es ist eine eigene Welt mit eigenen Regeln. Die Abläufe sind straff durchorganisiert. Termine werden fast auf die Minute eingehalten. Alle tragen Uniform. Ich fühle mich nicht unwohl, vielleicht ein bisschen überrumpelt, weil der ganze Tag so schnell an mir vorbeizieht.

»Lassen Sie mich noch etwas ergänzen«, spricht mein freundlicher Berater weiter und legt mir jetzt ein paar Formulare hin, auf denen er mit seinem Stift Angaben markiert. »Sehen Sie, Sie können den Grundwehrdienst von neun Monaten freiwillig verlängern. Überlegen Sie doch, ob Sie nicht 12, 15, 21 oder 23 Monate bleiben wollen oder ob Sie Zeitsoldat werden möchten. Aber dann müssen Sie sich noch einmal in Berlin beim Zentrum für Nachwuchsgewinnung bewerben«, spult er mir sein Angebot herunter. Ich bin irritiert. Darüber habe ich noch nie nachgedacht.

»Ich möchte nur den Grundwehrdienst machen«, sage ich schnell. Ich muss ihm doch nicht auf die Nase binden, dass ich ganz andere Pläne habe. Ich will nach Ko Samui, da legen viele Schiffe an. Und ganz bestimmt nach Singapur. Aber ich muss akzeptieren, dass ich dorthin nur komme, wenn ich den Umweg über die Bundeswehr nehme.

Mein Kopf schwirrt. Kaserne statt Plattenbau, Neunburg statt Honolulu. Anders geht es nicht. Ich habe Angst, dass ich das Heft des Handelns für mein Leben aus der Hand gebe.

Erst als ich herausgehe, begreife ich, dass ich einen riesengroßen Fehler gemacht habe. Wenn ich den normalen Grundwehrdienst mache, muss ich warten, bis man mich einberuft. Dann bin ich zum Abwarten verdammt und kann selbst nicht mehr planen. Das passt mir alles gar nicht.

In der Nacht schlafe ich schlecht. In sechs Wochen ist meine Prüfung als Koch. Wenn ich mich verändern will, müsste ich jetzt kräftig Bewerbungen schreibe. Aber das ist alles Unsinn. Mit dem Einberufungsbescheid in der Tasche bin ich ständig in Warteposition und vergeude vermutlich wertvolle Zeit. Aber ich brauche Klarheit.

Nach einem Gespräch mit meinen Eltern setzte ich mich noch am folgenden Abend an meinen PC und schreibe einen Brief an das Kreiswehrersatzamt. Inhalt: »Planen Sie mich bitte nach meiner Gesellenprüfung unmittelbar ein! Ich bin bereit für 23 Monate.« Honolulu kann noch zwei Jahre warten!

Keine Woche später ist die Erklärung zum »Freiwilligen zusätzlichen Wehrdienst« da. Als ich sie unterschreibe, lese ich sehr wohl den Passus mit dem Auslandseinsatz.

»Die BRD hat grundsätzlich ihre Bereitschaft erklärt, sich an Friedensmissionen auf der Grundlage der Charta der Vereinten Nationen zu beteiligen. Solche mit dem Verfassungs- und Völkerrecht in Einklang stehenden Friedensmissionen im Ausland oder außerhalb des deutschen Hoheitsgebietes auf Schiffen oder in

Luftfahrzeugen (besondere Auslandsverwendungen) umfassen sowohl friedenserhaltende Maßnahmen als auch friedenserzwingende Kampfeinsätze.«

Deutschland hat demnach eine Friedensarmee. Ich denke an Brunnen, die wir in Afrika bauen, und an Einsätze im Katastrophenschutz. An einen Kampfeinsatz denke ich damals nicht eine Sekunde.

* * *

Es ist brütend heiß, hinter mir und meinen zwei Dutzend Kameraden liegt ein Sechs-Kilometer-Marsch mit 20 Kilo Gepäck. Mein Rücken schmerzt entsetzlich, meine Füße sind voller Blasen, und ich habe das Gefühl, dass es keinen Knochen mehr in meinem Körper gibt, der nicht lädiert ist.

Wir sind auf Biwak und fühlen uns alle nur noch elend. Jetzt müssen wir Äste sammeln und unser Lager tarnen, danach sollen wir ein Zelt bauen. Wie denn, wenn man zu müde ist, einen Hammer zu halten? Es ist für mich der dritte Tag im Feld, ich habe in den letzten 48 Stunden gerade mal sechs Stunden geschlafen, mein Schädel brummt und meine Augen tränen.

»Los, los«, brüllt der Feldwebel. »Ein bisschen Tempo!«

»Würde ich gern«, murmelt mein Kamerad neben mir. »Aber ich bin gleich mausetot. Dann braucht ihr für mich kein Zelt mehr.«

Erik ist wie ich in der Grundausbildung und bemüht sich gerade fast schon verzweifelt, einen großen Ast aus dem Dickicht zu ziehen.

»Ich kriege das verdammte Biest nicht hier heraus«, schnaubt er und ich packe sofort mit an, obwohl ich bestimmt keine große Hilfe mehr bin.

Und dann stehen wir beide da, unsere Gesichter mit grün-schwarzer Tarnschminke bemalt, in verschwitzten, ramponierten Uniformen und quälen uns wie Pfadfinder an einem Ast ab. Aber, und deshalb macht es trotz aller Schinderei auch wieder Spaß, wir schaffen es. Der Ast ist der Anfang. Eine Stunde und viel Stöhnerei später ist das 6-Mann-Zelt, Dackelgarage genannt, aufgebaut, und wir legen unsere Schlafsäcke zurecht und grinsen uns so glücklich an wie Grundschüler, die in einem selbst gezimmerten Baumhaus übernachten dürfen. Doch bei einer Übung kommt immer alles anders als man denkt. Es wird nicht geschlafen. Nein, es steht erst noch eine nächtliche Alarmübung auf dem Programm. Den Teil, bei dem ich in der Dunkelheit durchs Unterholz kriechen muss, meistere ich mit wund gescheuerten Händen sogar noch ganz gut. Doch damit nicht genug. Eine Stunde später sitze ich mit meinem Kameraden Erik in einem eineinhalb Meter tiefen Erdloch und soll die Stellung sichern. Wir sind der Alarmposten. Jederzeit kann es einen Angriff geben, und wir müssen hellwach sein.

»Verdammt, ich sehe nichts«, meint Erik und merkt gar nicht, dass er mit seinem Fernglas direkt auf einen braunen Erdhügel starrt. Er ist völlig übermüdet und vorhin schon mehrmals kurz eingenickt.

»Mensch, Junge, was hältst du davon, wenn du das Ding mal zehn Zentimeter anhebst? Dann kannst du wenigstens Bäume sehen!« scherze ich, und er sieht mich jetzt ganz verdutzt an.

»Was sagst du? Was ist los?«, murmelt er.

Ich rede nicht weiter, schiebe mit der Hand nur das Fernglas in die richtige Position. »Weiter so, pass auf. Es kann jederzeit ein Angriff erfolgen.«

»Ja, Angriff, ich passe auf«, sagt Erik, und ich glaube, er weiß gar nicht mehr, wo er eigentlich ist. Schlafentzug kann Halluzinationen auslösen. Ob es bei ihm schon so weit ist?

Mir geht es nicht viel anders. Auch mir sind schon mehrmals die Augen zugefallen. Ich kann einfach nicht mehr.

»Wie sollen wir denn morgen bloß den Marsch schaffen?«, fragt Erik plötzlich. Er scheint sich noch einmal aufgerafft zu haben.

Ich zucke mit den Schultern. »Keine Ahnung. Ich habe das Gefühl, nur noch auf Beinstümpfen zu laufen. Meine Füße sind in den Stiefeln wie abgestorben.«

Erik lächelt. »Glaube mir, das täuscht. Sie sind noch da.«

Ein ohrenbetäubender Knall reißt uns aus unserer Plauderei. Für den Bruchteil einer Sekunde ist es taghell.

»Das war eine Blendgranate«, meint Erik. Das Lager wird angegriffen.« Was das heißt, haben wir geübt: Wir müssen sofort die Kampfbereitschaft herstellen. Wie denn, wenn man fast schon schläft?

»Los, Stracki, dann lass uns mal die Manövermunition verballern«, flüstert mir Erik zu und meint grinsend: »Aber pass bloß auf, dass du keinen Kameraden triffst.«

»Scherzbold«, murmele ich. »Aber ein Platzpatronen-Kugelhagel weckt sie wenigstens auf.«

Doch wir sind schnell viel zu müde zum Schießen und ducken uns so lange im Erdloch, bis wir vom Stabsunteroffizier in lautem Ton angeschrien und aufgescheucht werden.

»Los, Kameraden, aufpassen, sonst wird die Stellung gleich vom Feind überrannt. Das ist hier kein Ferienlager.«

»Schade«, murmelt Erik noch, bevor er sich mit letzter Kraft den angeblichen Feind in der Tannenlichtung vornimmt. Wir kriechen noch mehr als zwei Stunden durch das Erdreich und müssen ertragen, dass uns der Lärm der Platzpatronen der Kopf zerhämmert. Zur Belohnung gibt es danach Frühsport ohne Frühstück, und während ich mit meinen ebenfalls ausgehungerten Kameraden im Gleichschritt durch den Wald trabe, wundere ich mich, dass ich noch ein Bein vor das andere bekomme. Man kann mehr aushalten, als man glaubt. Beim Bund lerne ich das Tag für Tag aufs Neue.

Seit dem 1.10.2002 bin ich im bayerischen Neunburg vorm Wald stationiert und absolviere hier meine Grundausbildung. Es ist ein idyllisches kleines Städtchen mit 8500 Einwohnern. Ich fühle mich vom ersten Moment an pudelwohl hier. Anfangs teile ich mir meine Stube mit drei weiteren Kameraden, mit denen ich mich prima verstehe. Wir sind völlig unterschiedlich zusammengewürfelt worden, müssen zu viert auf 20 qm auskommen, und es ist eine prima Erfahrung. Erik, der etwas weltfremde Abiturient aus Dresden, schnarcht entsetzlich. Oleg, ein gebürtiger Russe und ausgebildeter Maschinenschlosser ist völlig chaotisch. Er vergisst immer die Hälfte seiner Ausrüstung und schafft es nicht einmal, sein Bett und seinen Spind in Ordnung zu halten. Und dann haben wir noch Torsten, einen waschechten bayerischen ehemaligen Bademeister, der uns allen mit seiner muffigen Art zusetzt. An mir kritisieren sie meine schlechte Laune am frühen Morgen. Ich bin eben ein Morgenmuffel und bekomme vor der ersten Tasse Tee kein Wort heraus.

Wir vier sind so unterschiedlich, wie man es kaum sein kann, aber wir kommen miteinander zurecht. Weil wir Rücksicht nehmen und uns als Team verstehen, und nach ein paar Tagen mit Eingewöhnungsschwierigkeiten stellen wir uns so aufeinander ein, dass es eigentlich eine ganz lustige WG ist.

Die drei Monate Grundausbildung sind mehr als spannend. Wir lernen Verhaltensregeln, Rechte und Pflichten, den Spind einräumen, Antreten, Meldung, Waffenkunde, einfach alles. Aber auch

Zelte bauen und Feuermachen im Freien und eben unsere eigenen Grenzen kennen, indem man uns auf Übungen drei Tage lang fast ohne Schlaf durch die Natur treibt. Wir werden angeschrien und herumgescheucht und sind am Ende des Horrors glücklich und zufrieden wieder in unseren Kasernenbetten, weil wir etwas durchgehalten haben, auf das wir stolz sind. Spaß macht auch der Zusammenhalt, die Kameradschaft, die man quasi täglich erlebt.

Es ist eben selbstverständlich, dass man einem Kameraden auf den letzten Kilometern das schwere Gepäck abnimmt, wenn man merkt, dass der nicht mehr kann. Und es ist auch normal, dass man sich hilft, wenn man sieht, dass ein Kamerad bei Minusgraden im Freien seine Waffe nicht mehr richtig zusammenbekommt, weil ihm die Finger steif gefroren sind. Man ist füreinander da, hilft, wo immer es nötig ist. Klar kenne ich Zusammenhalt auch aus der Schule. Aber nicht in dieser Intensität. Die Armee funktioniert nur, wenn jeder seinen ›Mann‹ steht. Das lernen wir hier, und das zu erleben tut uns allen gut.

Und natürlich gibt es auch die viel besungene Soldatenromantik. Es ist einfach schön, wenn man sechs Stunden bei Eiseskälte im Trupp durch den Wald läuft, durchnässt und erschöpft zurück zur Kaserne kommt und sich nach einer heißen Dusche mit den Kameraden im kaserneninternen Mannschaftsheim trifft und noch ein Bier aufmacht. Wir spielen Karten, quatschen, hören Musik. Ich erinnere mich an einen stimmungsvollen Abend im Advent. Wir haben im Kerzenschein gegessen, ein paar Biere getrunken und geredet. Zehn Jungs, alle in einem Alter, mit einem gemeinsamen Ziel: unsere Sache hier gut zu machen. Und dann haben wir geklönt. Über alles, über Frauen, Familie, unsere Jugend, aber auch über Autos und Fußball und eben darüber, ob man bei der Armee bleiben will und was die Zukunft bringen kann. Man wird zum Team geformt, und das verinnerlicht man, vermutlich lebenslang.

Natürlich gibt's auch Routineeinerlei mit festen Abläufen und geregelten Arbeitszeiten. Ich arbeite von 6.30 bis 17 Uhr, freitags bis 12 Uhr. Danach habe ich das Wochenende frei und fahre regelmäßig mit der Bahn nach Bautzen. Ich habe noch mein Apartment dort, bin aber viel bei meinen Eltern. Tagsüber verwöhnt mich meine Mutter mit ihrem leckeren Essen, und abends bin ich mit meinen Freunden zusammen.

Für viele ist so ein Rhythmus normal und gar nicht erwähnenswert. Für mich ist das anders. Ich komme aus der Gastronomie. Dort wird jeden Abend und jedes Wochenende gearbeitet. Familienleben ist Fehlanzeige. Deshalb ist für mich das Leben in der Armee komfortabel. Man hat viel Freizeit, und manchmal fühle ich mich wie in einem fröhlichen Ferienlager mit superteurem Spielzeug, mit dem Unterschied, dass ich mehr verdiene als in meiner Zeit als Auszubildender. Ich bekomme circa 500 Euro ausgezahlt und muss keinen Cent für meine Verpflegung und die Heimfahrten ausgeben. Und es gibt jede Menge weiterer Vorzüge. Ich kann zum Beispiel auf Kosten der Armee meinen Führerschein machen. Den hätte ich mir von meinem geringen Ausbildungslohn nie leisten können. Außerdem gibt es jede Menge Fortbildungen. So werde ich in der Spezialgrundausbildung zum Funkgerätebediener geschult. Ich bin technisch alles andere als fit. Aber hier sitzen Ausbilder, die so gut erklären können, dass ich die Prüfung mit Bravour schaffe.

Danach komme ich zum Geschäftszimmer der Kompanie. Ein Traumjob. Ich führe Listen, fahre den Chef, hole Pizza und bringe Gäste zum Zug und – ich kann es kaum glauben – verdiene jetzt nach meiner Beförderung zum Obergefreiten 1200 Euro netto. Das ist mehr, als mein Vater verdient, und mehr, als ich als Koch-Geselle jemals bekommen hätte. In meinem Beruf wäre ich vermutlich erst in zehn Jahren über den 1000-Euro-Verdienst hinausgekommen.

Ich bin 19 Jahre alt und lebe von dem Geld wie ein König. Ich muss nur meine kleine Wohnung bezahlen, sonst nichts. Für mein Essen, die Heimfahrten, meine Kleidung, für alles ist gesorgt. Ich kann für ein Auto sparen, um die Häuser ziehen, es mir gutgehen lassen. Ich genieße die Zeit, und mit jedem Tag bin ich zufriedener mit meiner Entscheidung.

Außerdem stimmt das Betriebsklima. Ich heiße bei meinem Chef nur »Stracki« und bin auf allen Übungen mit ihm zusammen. Er ist ein guter Typ, klein, etwas untersetzt, aber sehr muskulös. Mit seinen knapp vierzig Jahren hat er die richtige Mischung aus ganz viel Respektperson und einem bisschen Kamerad. Ich mag ihn. Wir übernachten unter der Woche beide in der Kaserne und kommen uns deshalb auch privat näher. Wenn wir uns nach Dienstschluss auf dem Gelände treffen, bietet er mir sogar manchmal ein Bier an, und einmal haben wir zusammen gegrillt. In solchen Momenten sprechen wir offen. Dann spielt der unterschiedliche Dienstgrad keine Rolle mehr zwischen uns. Ich kann ihm alles sagen, auch wenn ich mich über Abläufe an unserem Standort ärgere. Ich vertraue ihm zu einhundert Prozent. Das ist auch etwas, was mir gefällt: Hier bei der Armee gilt noch das Wort. Wenn ich meinem Vorgesetzten etwas anvertraue, dann bleibt das auch bei ihm. Darauf ist Verlass. Hier in meiner neuen Welt gelten Werte und Tugenden, die draußen in der zivilen Welt verwaschen sind. Ich fühle mich wohl.

* * *

»Ich spare mir etwas Geld. Das kann ich im nächsten Jahr gut gebrauchen. Singapur ist teuer«, erzähle ich und sehe aus den Augenwinkeln, dass meine Mutter zusammenzuckt. Es ist Januar 2003, und ich sitze wie fast jeden Freitag mit meiner Familie am Esstisch, wo wir uns von der zurückliegenden Woche erzählen. Papa weiß nichts Neues, Mario geht es zum Glück gesundheitlich besser, er packt die Schule prima, und Mutti schlägt sich mit Ein-Euro-Jobs herum, kämpft aber weiter nach wie vor verzweifelt um eine feste Arbeit. Sie kann nicht verstehen, dass ich überhaupt darüber nachdenke, die Armee zu verlassen, um zurück in die Ungewissheit zu gehen.

»Und was ist, wenn man dich auf dem Schiff nicht nimmt? Oder nach einem halben Jahr vor die Tür setzt? Was machst du dann?«, fragt mich Mutti, als sie sich von der Schrecksekunde erholt hat. »In Bautzen sind so viele Menschen arbeitslos. Und willst du wieder 14 Stunden und mehr am Tag in der Küche stehen?«, fragt sie mich weiter eindringlich.

Ich wusste genau, dass sie so reagiert. Mutti möchte nicht, dass ich die gerade gewonnene berufliche Sicherheit wieder aufgebe. Das hat sie mir schon mehrmals zu verstehen gegeben, indem sie mir immer aufzählt, was mir die Armee alles bietet.

Mutti würde nie sagen »Du musst da bleiben!« Sie weiß genau, dass sie damit meinen Widerstand heraufbeschwört, und drückt sich längst geschickter aus. Sie versucht mich zu überzeugen, damit ich von selbst auf die Idee komme, dort zu bleiben. Am besten für immer.

»Überlege doch einmal, was du bei der Armee für Aufstiegschancen hast?«, meint sie jetzt. »Du verdienst Jahr für Jahr ein bisschen mehr Geld. Das hat man doch in keinem Beruf.«

Ich muss jetzt richtig lachen. Mutti verkauft mir meinen Job wie ein Gebrauchtwagenhändler seinen Ladenhüter.

»Aber, Mutti, das weiß ich doch auch. Ich fühle mich ja auch wohl. Aber ich will einfach noch mal raus hier«, versuche ich ihr meinen Wunsch zu erklären. Vergebens!

»Denke an die Zukunft. Du hast dort sicheres Geld«, sagt Mutti auch jetzt wieder. »Der Job auf dem ›Traumschiff‹ ist auch ein Traum. Denke an die Realität.«

Aber das klappt nicht so leicht. Ich mag zwar mein Leben, aber ich will nach wie vor die Welt sehen. Das kann mir niemand ausreden, auch nicht meine Mutter, egal wie sehr sie mir von den Vorzügen der Armee vorschwärmt. Zumal ich die auch selbst längst weiß. Die Bundeswehr gibt mir finanzielle Sicherheit, eine spannende Aufgabe, viel Fortbildung. Das zählt. Und eine Karriere, die kalkulierbar ist. Nach drei Monaten bin ich Gefreiter, nach sechs Monaten Obergefreiter, nach einem Jahr Hauptgefreiter. Alles ist klar. Man weiß, woran man ist.

Das Geld wird von selbst immer mehr. Ich kann es kaum fassen. Ich fühle mich ein bisschen wie im Märchen, und wie wahr das ist, wird mir klar, als ich mir einen Golf leisten kann. Mein erstes eigenes Auto, bezahlt von meinem selbst verdienten Geld.

Kapitel 2

»Hey, Jungs, los, noch eine Runde«, ruft Marc, mein Kumpel, und bestellt noch einmal sechs Kurze oder besser Pfeffi, wie wir den leckeren Pfefferminzlikör nennen. Die Stimmung ist ausgelassen. Es ist der 24.2.2003, und ich feiere mit meinen Kumpels in der Disco »No Limit«. Es sind viele Freunde da. Die meisten haben schon reichlich getrunken. Die Musik ist klasse. Gerade wird »Ms Jackson« von »Outkast« gespielt und eifrig dazu getanzt.

Ich habe mich heute als Fahrer einteilen lassen und deshalb die meiste Zeit des Abends die Finger vom Alkohol gelassen.

»Danach hauen wir ab, okay?«, fragt mich Marc jetzt, während er sich mit einer ruckartigen Bewegung und viel Schwung den geschätzt achten Schnaps hinunterkippt. Ich nicke. Die Bässe dröhnen mir im Kopf. Es reicht mir auch für heute. Ich bin erst am Abend mit der Bahn aus Neunburg gekommen und ziemlich müde. Aber als Marc anrief und fragte, ob ich Lust hätte, mit den Jungs loszuziehen, war ich nur zu gern dabei. Aber jetzt, drei Stunden und gefühlte drei Flaschen Hochprozentiges später, habe ich auch genug von den Jungs. Wenn man als Einziger nüchtern ist, macht das keinen Spaß. Gut, ein paar Biere habe ich auch getrunken, dazu aber auch zwei Würstchen gegessen und mich die letzten

Stunden an einer Flasche Wasser festgehalten. Ich bin recht fit und könnte im Notfall auch bis Berlin durchdüsen.

»Los, komm«, meint Marc jetzt und haut mir auffordernd auf die Schulter. »Hier sind die Schlüssel. Aber fahr' ordentlich. Der Wagen ist neu. Ich habe zwei Jahre dafür gespart.«

Das Wort »neu« kann ich nur noch erahnen, so laut dröhnt mir jetzt die Musik in den Ohren. Aber ich lege Marc im Hinausgehen noch vertraut den Arm um die Schulter und schreie ihm ins Ohr, dass ich ihn und sein Auto sicher an jeden Ort der Welt bringen werde.

Wir wollen zum Schützenplatz und sehen, ob noch etwas los ist. Es ist eine fatale Entscheidung! Denn ich mache dort einen Fehler, der mein Leben verändern wird.

Es hat geschneit. Der Untergrund ist vereist. Vermutlich fahre ich einfach zu schnell auf den Platz. Jedenfalls kommt das Fahrzeug ins Schleudern. »Mensch, du musst bremsen«, brüllt Marc noch panisch auf. Dabei habe ich da schon das Bremspedal voll durchgedrückt. Es ist nichts mehr zu retten. Ich weiß sofort, dass es gleich knallt, und rufe noch hektisch zu Marc: »Halt dich bloß fest.« Aber es knallt nicht nur einmal, sondern der Wagen schießt wie eine Rakete über das Eis und rammt gleich mehrere der auf dem Parkplatz abgestellten Fahrzeuge.

Als das Auto, ein bis dahin silberfarbener und funkelnagelneuer Seat, vom Heck eines Golfes abgestoppt, noch ein paar Mal rauf und runter wippt und endlich zum Stehen kommt, zittere ich am ganzen Körper. Marc ist mucksmäuschenstill. Er ist von dem ganzen Desaster so geschockt, dass er keinen Ton mehr herausbringt. Mir kommt wieder mein positives Naturell zugute. »Zum Glück ist niemandem etwas passiert«, sage ich leise und hoffe damit auch

Marc aufmuntern zu können. Vergebens! Marc spricht auch nicht mehr mit mir, als die Polizei kommt und den ganzen Schaden geduldig aufnimmt. Er ist richtig sauer auf mich und blitzt mich nur noch mit bösen Augen an. »Du Idiot hast mein Auto zu Schrott gefahren«, zischt er mir später auf der Wache zu, kurz bevor er in ein Taxi steigt, um sich nach Hause fahren zu lassen. Unsere Freundschaft ist damit vorbei. Mein innerer Frieden auch. Denn ich begreife in dieser Nacht auf der Polizeiwache, dass ich für den ganzen Schaden aufkommen muss. Ich habe mit 0,7 Promille zwar nicht viel, aber genug Alkohol im Blut. Das reicht! Was das heißt, ist klar: Ich bin seit heute Abend bis über beide Ohren verschuldet.

Und der Schaden ist riesig: 2000 Euro ist der Eigenschaden von Marc. Für die Fremdschäden kommt zum Teil seine Versicherung auf. Für insgesamt 10.000 Euro muss ich aufkommen, das ist für mich eine Riesensumme. Und nicht nur das. Es kommt zum Prozess, und ich werde auch noch zu einer Geldstrafe verurteilt. Zudem muss ich die Prozesskosten übernehmen und damit alles zusammen mehr als 16.000 Euro aufbringen. Dafür nehme ich einen Kredit auf, den ich in den kommenden Jahren abstottern muss. Freiheit ade!

In Bautzen spricht sich mein unverantwortliches Verhalten schnell herum. Ich bekomme von allen Seiten spöttische Kommentare zu hören. »Na, wieder ein paar Schnäpschen zu viel getrunken«, fragt mich eine ehemalige Nachbarin, als sie mich in der Stadt trifft. Und einer von Marcs Freunde droht mir sogar betrunken Schläge an. Die Stimmung in unserer Clique ist schlecht. Einige machen mir Vorwürfe, dass ich Marc das angetan habe. Andere streiten wiederum mit Marc, weil er mich jetzt so ausgrenzt. Jedenfalls fühle ich mich in Bautzen nicht mehr richtig wohl.

Gott sei Dank ist Susi da, hört mir zu und tröstet mich.

»Ich möchte hier ganz weg«, sagt sie, als ich sie schon bald meinen Eltern vorstelle und die sie nach ihren Zukunftsplänen fragen.

»Und wohin?«, fragt meine Mutter neugierig.

»Am liebsten nach Bayern. München wäre mein Traum«, erzählt Susi und schwärmt von den bayerischen Biergärten und besonders von der Nähe zu den Alpen.

Papa erzählt jetzt Anekdoten von unserem letzten Österreich-Urlaub, und ich erinnere mich, wie sehr ich unsere Wanderungen im Hochgebirge genossen habe. Wenn ich in München arbeiten und wohnen könnte, würde ich in dieser grandiosen Natur nicht nur Urlaub machen, sondern auch leben. Unvorstellbar!

Als ich Susi an diesem Abend nach Hause bringe, sind wir beide sehr nachdenklich.

»Ich glaube nicht, dass wir uns München leisten können«, sage ich.

»Wenn wir beide arbeiten, bestimmt«, meint Susi. »Ich habe über eine Freundin eine Arbeit in einer Bäckerei im noblen Grünwald in Aussicht. Da kauft die ganze Prominenz ein. Schauspieler, Fußballer, Sänger. Wenn du da auch etwas als Koch findest, bekommen wir das hin.«

Ich bin unsicher.

Ich habe jetzt den Kredit abzustottern und kann mir nicht einen Monat Arbeitslosigkeit erlauben. Gut, in München gibt es reichlich Touristen und damit auch reichlich Gastronomie. Das kann klappen. Aber was ist, wenn ich nichts finde. Ich habe Angst, finanziell noch mehr abzurutschen. Ich kann nicht nach München mitgehen, wenn ich keinen sicheren Arbeitsvertrag in der Tasche habe. Aber den zu bekommen ist für mich ein Kinderspiel. Allerdings muss ich dafür einen Traum beerdigen. Den Traum von Honolulu und der großen weiten Welt.

»Und? Kommst du mit?«, fragt Susi, als sie mir später zum Abschied einen Kuss gibt. »Ich halte es hier in dem Kaff nicht mehr aus. Und so eine Chance wie jetzt in München bekomme ich so schnell nicht wieder.«

»Lass mich darüber nachdenken«, vertröste ich sie. Ich kann jetzt keine Zusage machen. Zu viel geht mir im Kopf herum. Meine 23 Monate bei der Armee sind bald herum. Wenn ich jetzt Nägel mit Köpfen mache und Zeitsoldat werde, ist München ein Kinderspiel. Ich muss mich nicht um einen Job bewerben, ich muss mich einfach nur in der Dienststelle melden und meinen Dienstvertrag verlängern. Den Ausschlag gibt eine Nachricht, die ich gleich nach meiner Rückkehr in die Kaserne höre. Ausgerechnet das Gebirgsfernmeldebataillon in Murnau sucht Verstärkung, und das zu absolut verführerischen Bedingungen: Ich kann eine Laufbahn als Unteroffizier einschlagen und gehe mit mindestens 1600 Euro netto nach Hause. Genug Geld, um mir mit Susi eine Wohnung in München leisten zu können. Und was ist dann mit Honolulu? Wenn ich jetzt zur Armee gehe, hänge ich nicht nur meine Zukunft als Koch an den Nagel, sondern auch meinen Traum vom »Traumschiff«. Soll ich das wirklich? In dieser Nacht schlafe ich schlecht. Zu vieles geht mir im Kopf herum. Aber irgendwann denke ich: Egal! Ich pfeife auf das »Traumschiff« und kann dafür mit Susi dort leben, wo andere Urlaub machen, und die Welt werde ich mir später trotzdem ansehen. Ich mache Karriere bei der Bundeswehr. Und irgendwann, wenn der Kredit weg ist, kann ich mir die Welt als Urlauber ansehen.

Am 19.7.2004 stelle ich einen Antrag auf meine Versetzung nach Murnau, und für den 1.8.2004 bin ich Anwärter für die Unteroffizierslaufbahn. Die Unterschrift unter den Verpflichtungen ist noch nicht trocken, da telefoniere ich schon mit Susi.

»Weißt du, Susi, wir gucken uns bald die Alpen gemeinsam an«, jubele ich ins Telefon. »Wir kriegen alles hin, was wir uns wünschen. Zusammen gehört uns die Welt.«

Susi ist erst ganz still, dann ruft sie »Ich bin so glücklich!« ins Telefon. Und lieb, wie sie ist, versucht sie mich zu trösten. »Sei nicht traurig wegen der ›Aida‹. Wir sehen uns die Traumstrände später gemeinsam an, als Passagiere«, und lachend meint sie: »Da bekommen wir dann wenigstens Außenkabinen!«

Sie hat recht. Honolulu läuft nicht weg. Jetzt geht's erst einmal auf die Gipfel. Mein »Ja« zur Armee, es ist goldrichtig.

* * *

»Mensch, Junge, du bist ein Glückskind!« Als meine Eltern mich im Sommer 2004 in Murnau besuchen, fühle ich mich ein bisschen wie ein Star, wie jemand, der es weit gebracht hat. Ich, der kleine Sandro aus Bautzen, bin jetzt gerade mal 21 Jahre alt, lebe im schicken Münchner Stadtteil Oberhaching und bereite mich auf Führungsaufgaben vor. Ich kann es mir leisten, für eine kleine Wohnung 700 Euro Kaltmiete zu bezahlen. Dafür bekommt man in Bautzen eine ganze Villa.

Nach der Wohnungsbesichtigung lade ich meine Eltern in einen Biergarten ein. Es gibt Schweinshaxe und Radler, später Germknödel, dazu zünftige Blasmusik.

Wir sitzen zu viert an einem rustikalen Holztisch. Die Sonne scheint prächtig vom weiß-blauen Bayernhimmel, und wir stoßen mit einer Maß Bier auf meine Zukunft an.

»Ich sehe, es geht dir richtig gut!«, sagt mein Vater anerkennend. Und meine Mutter meint: »Du hast die richtige Entscheidung getroffen. Ich kann dir gar nicht sagen, wie stolz wir auf dich sind.«

Ich genieße dieses Lob in vollen Zügen. Zum ersten Mal in meinem Leben habe ich das Gefühl, dass ich mal das Ass in der Familie bin. Während Mario noch eine Lehre als Maurer macht, habe ich schon richtig Karriere gemacht.

* * *

Seit sechs Uhr morgens ist unser Zug unterwegs. Wir müssen mit 20 Kilo Marschgepäck 2000 Höhenmeter überwinden. Ich habe noch nie so viel Schnee gesehen. Seit Stunden stapfen wir ausgerüstet mit einem Schneetarnanzug und Schneeschuhen, sogenannten Schneetrittlingen, an den Stiefeln durch teils meterhohen Schnee im Hochgebirge. Das Thermometer zeigt -10 Grad, aber mir ist bei der eisigen Strapaze heiß.

Ich übe mit meinen Jungs, wie sie bei Schnee und Eis überleben. Wir tragen Sonnenbrillen, damit die Augen nicht verblitzen, Mütze und Handschuhe gegen die Kälte. Jeder hat ein Lawinenverschütteten-Suchgerät direkt am Körper unter der Kleidung, dazu eine Lawinensuchsonde und eine Schaufel dabei. Hier oben herrscht Lebensgefahr. Das Wetter wechselt schnell. Im Moment ist Kaiserwetter, aber rasch können Schneewolken aufziehen. Man weiß nie, was einen erwartet. Darauf müssen die Kameraden vorbereitet werden.

»Komm mal rüber, Stracki«, ruft mir mein Freund Guido zu. »Hier, die Senke, die ist ideal für das Biwak.« Guido ist nicht nur Stabsunteroffizier und wie ich Gruppenführer, er ist auch mein bester Freund. Er ist vier Jahre älter als ich, ziemlich klein, aber sehr,

sehr durchtrainiert. Er hat freundliche, leuchtend blaue Augen, und ich mag an ihm seine ansteckende Fröhlichkeit. Auch wenn etwas komplett schiefgeht, kommentiert er das noch mit einem Scherz und holt uns damit alle aus der Situation. Als wir vor Kurzem einen Zweitonner festgefahren haben und ziemlich verzweifelt waren, hat Guido ganz trocken gemeint: »Dann lasst uns mal die Rappelkiste aus dem Schlamm heben. Los, Jungs, bei drei zieht ihr an!« Und er hat es so ernst gesagt, dass einige sogar zugepackt haben, den Zweitonner anheben wollten und erst aufhörten, als wir alle laut losgelacht haben.

Wir beide haben zusammen den Unteroffizierslehrgang gemacht und uns sofort bestens verstanden. Guido ist aus Ohlstadt bei Murnau und für mich der ideale Ausbilder. Hart, aber fair, engagiert und genau. Und er ist nicht nur ein guter Kamerad, sondern auch ein prima Freund. Er hört zu und weiß Rat, wann immer ich ihn brauche.

Ich kämpfe mich die circa 50 Meter zu ihm durch den Schnee zur Biwakzone. Mittlerweile bin ich nass bis auf die Haut, und der Schnee ist wirklich überall, im Gesicht, der Nase, dem Mund. Aber auch in den Schuhen. Mein Gewehr ist bestimmt schon eingefroren. Die nächsten Stunden werden hart. Die Zeit drängt. In vier Stunden wird es dunkel. Bis dahin muss das Biwak stehen.

Die Rekruten schaufeln zwei circa eineinhalb Meter tiefe Löcher im Abstand von zwei, drei Metern in den Schnee, dazwischen wird ein Verbindungstunnel gegraben. Danach wird über einem Loch der Iglu aufgebaut, das andere gilt als Eingang. Jeder Handgriff muss sitzen.

»Wer hier überleben will, braucht Kondition, Erfahrung, Wille«, feuert Guido seine Gruppe an. Und ich motiviere meine, indem ich an ihre Kräfte appelliere. »Du schaffst, was du willst, Funker Weber. Also los, leg' noch eine Schippe drauf.« Und ich achte auf perfekte Arbeit, kontrolliere jeden Handgriff, ermahne bei Bedarf. »Funker Pätzold, klopf den Schnee noch fester, sonst hält das Biwak nicht!«

Aber sie schaffen es. In der Dämmerung ist das Biwak bezugsfertig und so sicher, dass die Temperaturen auch bei den erwarteten -30 Grad heute Nacht in der Wohnhöhle nicht unter den Gefrierpunkt fallen. Wichtig ist auch, dass genug Sauerstoff in der Höhle ist. Dazu muss eine Kerze brennen.

»Alle 30 Minuten kontrolliert einer von euch, ob die Kerze noch brennt. Verstanden?«, bläue ich den Jungs ein und sage deutlich, dass es hier um ihr Leben geht. »Zuverlässigkeit und Genauigkeit schützen euch vor dem Tod.«

Die Jungs wissen, dass die Einsätze im Gebirge hart sind und gefährlich. Sie hören genau zu, was wir ihnen sagen. Hier wird nicht leichtsinnig herumgealbert. An den drei Tagen bei einer Gebirgsübung ist jeder hoch konzentriert, denn die Gefahren lauern überall.

Später, bevor die Jungs im Biwak ihren Schlaf finden, gibt es noch das berüchtigte EPA-Essen, so nennt man ein kleines Verpflegungspaket, mit dem sich der Soldat mindestens einen Tag lang ernähren kann, falls keine reguläre Verpflegung möglich ist. Wir wärmen uns die Schächtelchen notdürftig auf einem Esbit-Kocher auf. Ich bin Koch und liebe gutes Essen. Aber was ich hier herunterschlinge, hat damit nichts zu tun. Es ist eine lauwarme Einheitspampe. Aber sie macht satt. Geschlemmt wird später.

Guido und ich teilen uns ein Zelt, und es sind die Stunden, in denen echte Männerfreundschaften entstehen. Der kleine Heizofen macht das Zelt wohlig warm. Langsam trocknet unsere Kleidung am Körper, und langsam kommen auch die angespannten Muskeln zur Ruhe. Wir liegen in unseren Schlafsäcken und reden.

»Weißt du, eigentlich wollte ich die Welt sehen. Aber jetzt liege ich hier, hoch über Mittenwald, und kontrolliere, ob junge Männer sich richtig in den Schnee eingegraben haben«, erzähle ich schmunzelnd.

»Und? Wie findest du das?« fragt Guido nach. Und als Antwort erzähle ich ihm, was mich an der Armee so fesselt.

»Ich finde es herrlich, anderen Menschen etwas beizubringen, Sender zu sein. Und ich liebe es, Verantwortung übernehmen zu können.«

»Das geht mir genauso«, unterbricht er meinen Redefluss. »Sieh mal, ich bin Automechaniker. Und? Was hätte ich in meinem Beruf gemacht? Tag für Tag herumgeschraubt und die immer selben Probleme mit Bremsbelägen und Vergasern gehabt. Ätzend! Und hier?« Guido zeigt mit dem Finger in die Richtung, in der das Biwak ist. »Hier kann ich Männern Werte vermitteln, die für ihr ganzes Leben wichtig sind.«

»Bist du deshalb Soldat geworden?«, will ich wissen.

Guido schüttelt jetzt den Kopf.

»Nein, nein, das gefällt mir zwar gut«, meint er. »Aber in erster Linie will ich, wenn nötig, Deutschland schützen. Es ist mein Vaterland! Und du?«

»Ich bin irgendwie da hineingeschliddert«, sage ich wahrheitsgemäß. »Heute liebe ich es, Soldat zu sein. Mir gefällt die Teamarbeit, das selbstständige Arbeiten, die Möglichkeit, ständig etwas Neues zu lernen und über den engen beruflichen Tellerrand hinauszusehen. Sieh mal, ich habe den Lehrgang zum »Übungsleiter Bundeswehr« gemacht und kann jetzt das Deutsche Sportabzeichen abnehmen. Ich habe den Lkw-Führerschein in der Tasche. Das hätte ich im zivilen Leben nie geschafft.«

Ich komme jetzt richtig ins Schwärmen, sage aber auch, was ich tief im Herzen für diesen Beruf empfinde. »Ich sorge mit meinem Einsatz für Sicherheit, für die Menschen und für mein Land. Ganz ehrlich, Guido, das macht mich stolz.«

* * *

Guido fühlt und denkt in vielen Dingen wie ich. Wir lieben beide das Leben in der Armee, die Kameradschaft. »Alle für einen, einer für alle«, das ist der Satz, den wir immer wieder zu unseren Rekruten sagen. Und wir achten darauf, dass er auch umgesetzt wird. Die jungen Männer, die zu uns kommen und für die wir zuständig sind, können wir formen. Aus zehn Männern, die beim ersten Antreten noch wie eine Horde aufgeschreckter Hühner durcheinanderhoppeln, machen wir beide eine einheitliche, im Gleichschritt gehende und füreinander einstehende Truppe. Das zu beobachten macht Spaß!

Es wird nicht darüber geredet, und es muss auch nicht angeordnet werden. Kameradschaft wird gelebt.

Und es gibt diese Nacht, in der wir uns etwas vornehmen, das all das noch krönen soll.

Es ist ein Sommerabend 2005. Wir sind mal wieder auf einer Bergübung in der Nähe von Mittenwald, genauer am Ettaler Manndl, und total erschöpft. Guido und ich leiten unsere Gruppen. Es wird langsam dunkel. Die Kameraden haben ihre Zelte und Schlafsäcke aufgebaut. Jetzt wird noch gekocht. Es gibt Cevapcici aus der Blechdose, eingeschweißten Obstsalat und die beliebten

Panzerkekse, die man in der Armee scherzhaft so nennt, weil sie so fest sind, dass sie auch ein Panzer nicht zerquetschen kann.

Nach dem Essen, als alle Jungs schon schlafen, sitzen Guido und ich noch zusammen auf einem großen Stein, rauchen eine Zigarette und reden. Dieses Mal nicht über das, was morgen vor uns liegt, sondern über unsere Wünsche und Träume. Wir wollen noch mehr erreichen für uns und unseren Zug. Wir wollen den Jungs noch mehr Selbstbewusstsein geben, ihnen zeigen, dass sie alles erreichen können, wenn sie es nur wollen.

»Weißt du was, lass uns zusammen in den Einsatz gehen!«, sagt Guido plötzlich in die Stille. »Wir melden uns freiwillig.«

Klar bin ich im ersten Moment unruhig. Ich weiß ja nicht, was mich erwartet.

»Im Kosovo ist es nicht so gefährlich. Bist du einverstanden?«, hakt Guido noch einmal nach. Ich überlege jetzt nicht mehr lange. »Okay!«, sage ich und strecke ihm meine Hand hin. »Wir gehen zusammen.« Guido schlägt ein. Es ist ein Schwur. Nichts, gar nichts, kann mich dazu bringen, diesen Guido gegebenen Schwur zu brechen. »Einer für alle, alle für einen« – das gilt.

Eine Idee, was mich im Kosovo erwartet, habe ich nicht, zumindest denke ich nicht an kriegerische Einsätze. Obwohl mir auffällt, dass sich unsere Grundausbildung ständig ändert.

In meiner Grundausbildung 2002 habe ich Sachen gelernt, die sich auf die Verteidigung bezogen. Aber heute, 2005, muss ich unsere Jungs ganz anders ausbilden. »Einsatznah« ist das Trendwort. Ich bin eigens geschult worden, um ihnen zu zeigen, wie man einen Checkpoint errichtet, wie man Minen sucht und Verletzte birgt.

»Weißt du, Guido, wir sind auf dem Weg zu einer Einsatzarmee«, sage ich jetzt in die Stille. Er nickt. »Das sehe ich genauso. Ich denke, irgendwann bekommen auch wir hier einen Einsatzbefehl.«

»Meinst du wirklich? Und wohin?«

Guido zuckt mit den Schultern. »Ich könnte mir denken, dass sie noch mehr Leute nach Afghanistan schicken. Würdest du gehen?«

Ich zögere mit der Antwort.

»Weißt du, Stracki, wir gehen jetzt erst einmal zusammen in den Kosovo, und dann sehen wir weiter.«

Ich nicke und lache ihn an. »Okay, sozusagen zum Eingewöhnen, Einsatz light!«

»Gemeinsam sind wir unschlagbar, Stracki,« meint Guido. Und ich sehe im Licht des Heizofens seine Augen blinzeln. »Das werden wir beweisen, glaub mir.«

Kapitel 3

Ich hatt' einen Kameraden,
einen bessern findest du nicht.
Die Trommel schlug zum Streite,
er ging an meiner Seite
in gleichem Schritt und Tritt,
in gleichem Schritt und Tritt.
Eine Kugel kam geflogen,
gilt's mir oder gilt es dir?
Ihn hat es weggerissen,
er liegt mir vor den Füßen,
als wär's ein Stück von mir.
Will mir die Hand noch reichen,
derweil ich eben lad.
Kann dir die Hand nicht geben,
bleib du im ew'gen Leben
mein guter Kamerad!

Ich sehe ihn vor mir, meinen Kameraden Guido. Er war wie ein Bruder für mich. Ein großer Bruder, denn Guido war mein

Vorbild. Er war klug, aber nie laut, er war nachdenklich, aber nie langweilig. Er war mein Vorbild. Wir haben viel Spaß miteinander gehabt, gesungen, getrunken, gefeiert. Aber es gab auch die vielen anderen wertvollen Stunden mit ihm.

Jetzt stehe ich an Guidos Grab, sehe, wie der Sarg, umhüllt von der Deutschlandfahne, in die Erde gelassen wird. Obenauf liegt seine Bergmütze. Ich schäme mich nicht zu weinen.

»Ich hatt' einen Kameraden, einen besseren find' ich nicht ...«, spreche ich leise vor mich hin. Es stimmt. Es wird keinen zweiten Guido in meinem Leben geben, keinen Mann, der so denkt und fühlt wie ich. Habe ich als Kamerad jenseits der Armee versagt?

»Ich gehe am Wochenende in die Berge«, hatte er gesagt, als wir uns zum letzten Mal in diesem Leben gesehen haben. Er war anders als sonst, traurig, in sich gekehrt und sehr einsilbig. Ich wusste, warum. Guido hatte sich emotional festgefahren. Er war 25 Jahre alt und hatte sich ausgerechnet in eine 15 Jahre ältere Frau verliebt, die zu allem Übel auch noch mit ihm verwandt war.

An den Wochenenden zuvor hatte er sich mit ihr getroffen und sich jedes Mal unwohler in seiner Situation gefühlt.

»Diese Liebe wird meine ganze Familie zum Beben bringen, mehr noch, sie vermutlich sogar zerreißen«, hat er mir ausgerechnet auf dem Oktoberfest erzählt. Wir hatten schon einiges getrunken, als er sich zwischen Blasmusik und schunkelnden Menschen plötzlich Luft machen wollte und anfing zu reden.

»Diese Frau ist etwas ganz Besonderes«, erzählte er für mich aus heiterem Himmel und setzte, als hätte er sich über seinen Mut selbst erschrocken, gleich den schweren Maßkrug an die Lippen, um einen großen Schluck zu trinken.

»Stracki, ich habe mich bis über beide Ohren in sie verliebt!«

Ich konnte gar nicht so richtig auf das Thema eingehen. Die laute Musik, die fröhlichen grölenden und singenden Menschen, die Stimmung passte so gar nicht zu einer intensive Aussprache. Aber Guido erzählte einfach weiter. Oder besser, er erzählte nicht, er schwärmte von dieser Frau, beschrieb sie in schillernden Farben und wurde dabei richtig kitschig. »Sie ist ungeheuer lustig und die Stunden rasen vorbei, wenn wir zusammen sind«, meinte er und erzählte auch offen, dass er sie im Bett klasse fand. »Sie ist so leidenschaftlich, wie ich es in meinen wildesten Träumen nicht für möglich gehalten hätte«, verriet er und sah sich bei dem Satz unruhig nach rechts und links zu seinen Banknachbarn um. Aber die beiden Männer gehörten zu einer Reisegruppe aus Westfalen, hatten genug mit sich und dem Maßkrug zu tun und kümmerten sich nicht um Guidos Liebesbeschreibungen. Und Guido erzählte gleich weiter.

»Sie ist wunderschön, groß, mit weiblichen Kurven und Augen, die blau wie der Himmel sind.« Nach jedem Satz hob er den Krug und forderte mich auf, mit ihm anzustoßen. Natürlich ging das nicht alles gut mit uns. Uns stieg beiden der Alkohol kräftig in den Kopf, und als wir Stunden später im Taxi nach Oberhaching saßen, war auch Guido verstummt. Seine große Liebe spielte zumindest jetzt keine Rolle mehr.

Als wir am nächsten Morgen in meiner Küche unseren ersten Aufwachkaffee tranken, hatte ich die Liebesbekundungen nicht mehr im Kopf. Wir haben an dem Vormittag nur wenig gesprochen. Wir waren noch geschafft vom Vorabend und recht einsilbig. Später in der Kaserne habe ich Guido nie wieder darauf angesprochen. Ich hätte mich neugierig und distanzlos gefunden, und da Guido auch nie mehr davon angefangen hat, dachte ich, es wäre ihm rückblickend vielleicht peinlich gewesen, dass er auf dem Oktoberfest so offenherzig gewesen ist. Das Thema war keines mehr zwischen uns, und ich kann nicht sagen, wie sehr ich das bereue. Denn für Guido war es alles andere als beendet. Er hatte den inneren Konflikt in sich hineingefressen und ist letztlich daran zerbrochen, allein, still und unauffällig, unsichtbar, sogar für mich, seinen Freund.

Guido wollte niemandem wehtun und deshalb diese Beziehung beenden, die Gefühle einfach abschneiden. Aber Guido war ein Mensch, der immer authentisch war und sich nicht verbiegen ließ. Er wollte Zeit, um all das zu verarbeiten.

»Ich brauche Ruhe, wir sehen uns Montag«, war sein letzter Satz, bevor ich meine Sachen packte und ins Wochenende verschwand. Ich bekam am ganzen Wochenende keine Nachricht von ihm, was mich sehr wunderte. Ein paar Mal habe ich versucht, ihn auf dem Handy zu erreichen – ohne Erfolg.

Als er Montag früh nicht zum Dienst erschien, waren wir alle besorgt. Unser Chef schickte uns zum Suchen hinaus. Wir haben als Erstes auf dem Sportgelände gesucht, im Fitnessraum und den Kantinen. Ohne Erfolg! Schließlich muss der Chef eine Ahnung gehabt haben, denn er ging plötzlich nach oben, um auch den Dachboden abzusuchen. Weil ich eine Zeit lang nichts von ihm gehört hatte, bin ich ihm wenig später nachgegangen. Die Tür stand offen. Ich weiß nicht, warum, aber plötzlich hatte ich ein ganz furchtbares Gefühl. Mein Magen verkrampfte sich, und ich blieb auf dem Treppenabsatz stehen. Ich habe die Augen geschlossen, fest durchgeatmet. Und dann bin ich langsam zur Tür gegangen und habe hineingesehen. Mein Chef stand an einen Pfosten gelehnt, starr, in sich zusammengesunken. In der Ferne sah ich zwei Stiefel in der Luft baumeln. Das war's. Mir wurde speiübel, und ich bin sofort raus, ich musste weg, an die Luft. Guido, mein Freund Guido, war tot. Er hatte sich in seiner Uniform erhängt!

Draußen hatten sich schon andere Kameraden versammelt. Die Nachricht von Guidos Selbstmord hatte sich rasend schnell verbreitet. Auch dass man einen Abschiedsbrief bei ihm gefunden hatte, in dem stand, dass es um eine Frau ging. Verdammt, als ob das ein Grund ist, sein Leben wegzuwerfen. Das wurde natürlich lebhaft diskutiert. Die Stimmen überschlugen sich, und fast alle hatten Tränen in den Augen.

Ich wollte nicht sprechen, ich wollte nur weg, nach Hause. Unser Kompaniechef gab mir dienstfrei. Noch vom Kasernengelände habe ich meinen Vater angerufen. Ich hatte ihm mehrmals von Guido erzählte. Er wusste, wie viel er mir bedeutete. Aber ich musste so weinen, dass ich kaum ein paar Silben herausbekam. Es dauerte Minuten, bevor mein Vater überhaupt wusste, was ich ihm sagen wollte. Als er endlich verstand, was passiert war, hatte er Angst, wieder den Hörer aufzulegen. »Junge, fahr jetzt noch nicht nach Hause. Das ist zu gefährlich«, meinte er. »Bleib noch in der Kaserne und komm' etwas zur Ruhe.« Obwohl ich minutenlang nur weinte, blieb er in der Leitung und sprach beruhigend auf mich ein.

Ich bin noch lange kopflos auf dem Kasernengelände herumgelaufen und habe mich erst gegen Abend ins Auto gesetzt, um nach Hause zu Susi zu fahren. Die Nacht habe ich allein auf dem Sofa verbracht. Ich konnte mich nicht einfach ins Bett legen. Ich denke, ich wollte den Tag nicht beenden, damit Guido nicht Vergangenheit ist. Ich stand mit Sicherheit unter Schock, war innerlich starr. Alles drehte sich in meinem Kopf. Erst dachte ich, ich quittiere meinen Dienst und gehe zurück ins zivile Leben. »Dann gehe ich eben jetzt auf die ›Aida‹«, habe ich zu Susi gesagt, und sie hat mich als Antwort nur in den Arm genommen. »Nun denke das nicht weiter«, meinte sie, »lass erst mal etwas Zeit vergehen.« Sie hatte natürlich recht mit ihrem Rat. Ein paar Tage später wusste ich, dass ich nun allein weitermachen musste, weil er es so gewollte hätte.

Jetzt stehe ich an seinem Grab und sehe gegenüber seine verzweifelte Familie stehen. Die Eltern, seine Schwester, sie wirken völlig gebrochen. Sein Tod macht keinen Sinn.

***

Ich halte die Ernennungsurkunde in den Händen und sehe stolz auf meine Schulterklappe an der Uniform. Es ist der 23.12.2005, und ich bin seit heute Stabsunteroffizier und trage die graue Bergmütze. Allerdings gehöre ich künftig nicht mehr zur Grundausbildungskompanie, sondern ab 1.4.2006 zur Fernmeldekompanie. Der Grund ist einfach: Es gibt bei uns in Murnau keine andere mehr. Die Grundausbildungskompanie ist aufgelöst worden. Unsere Aufgabe ist schnell umrissen. Eine Fernmeldekompanie baut die Verbindungen zwischen Führung und Kampftruppen auf, wartet sie und sorgt damit dafür, dass sie auch bestehen bleiben. So werden Nachrichten mittels Draht, Funk oder Satellitenkommunikation übermittelt. Zu unserem Aufgabengebiet gehört aber auch die Verschleierung von Informationen, um den Gegner zu desinformieren.

Ich bin Koch und habe von Fernmeldetechnik keine Ahnung. Aber das ist das Wunderbare an der Armee. Man bekommt die Möglichkeit, alles zu lernen. Wer etwas werden will, hat alle, wirklich alle Möglichkeiten. Ab April 2006 besteht mein Kasernenalltag eigentlich nur noch aus Lehrgängen. Ich lerne Antennenaufbau, Kabel verlegen, Schnittstellen löten und werde so gut geschult, dass ich alles verstehe, mich jeden Tag weiterentwickele. Und ich komme herum, besuche Lehrgänge in Wildflecken, Gerolstein und Pöcking und erhalte für meinen Einsatz im August 2007 sogar eine Leistungsprämie, weil ich mir bei der Umsetzung in die Fernmeldekompanie »die geforderten Fähigkeiten in kürzester Zeit angeeignet habe, ohne den richtigen Eingangsberuf zu haben«. Aufgrund meines »besonderen Engagements und Einsatzwillens innerhalb der Kompanie und aufgrund meines »überaus kameradschaftlichen Verhaltens gegenüber allen Soldaten der Kompanie« bin ich ein »Vorbild für alle Soldaten meiner Dienstgradgruppe«.

Es ist eine Prämie von 1600 Euro. Gutes Geld! Aber das ist es nicht. Es ist die Anerkennung, die mich rundherum glücklich macht. Ich bin wie im Rausch und führe ein Leben wie auf der Überholspur.

Aber die Leichtigkeit ist weg. Guidos Tod hat mir gezeigt, dass das Leben kein Spiel ist oder besser, keine Straße, die immer geradeaus führt. Das Leben ist ein Abenteuer. Man weiß morgens nicht, was abends sein wird. Man weiß das, na klar. Aber man vergisst es und wird erst wieder daran erinnert, wenn man seinem Freund freitagsabends »Tschüss« sagt und ihn das nächste Mal im Sarg liegen sieht. Aber Guido und ich haben uns ein Versprechen gegeben, damals, in dieser eisigen Nacht im Gebirge. Wir gehen in den Einsatz! Eigentlich wollten wir zusammen gehen. Aber das geht ja nicht mehr.

»Ich halte Wort«, sage ich leise. Es ist Februar 2006, und ich stehe in meiner Uniform im Flur und salutiere. Ich habe am Grab geschworen, dass ich Guido, meinen Kameraden, nicht vergessen werden: »*Beib' du im ew'gen Leben mein guter Kamerad.*« Das gilt! Deshalb hängt sein Bild seit dem Tag seiner Beerdigung in meinem Flur. Ich sehe es mir oft an. Aber heute ist es anders. Heute spreche ich auch mit Guido und sage ihm, dass ich an unserem Plan, in einen Auslandseinsatz zu gehen, festhalte. »Weißt du noch, was wir uns in der Eisesnacht im Gebirge geschworen haben?«, murmele ich und habe Tränen in den Augen. »Wir gehen zusammen. Ich auf der Erde und du dort hoch oben im Himmel.«

Wenig später, in der Kaserne, gehe ich zu meinem Spieß und gebe einen formlosen Antrag ab. Es sind nur zwei Sätze, auf dem PC geschrieben.

»Hiermit habe ich Interesse an einem Auslandseinsatz. Ich bitte Sie um ein Gespräch. Mit kameradschaftlichem Gruß – Stabsunteroffizier Strack.«

Wohin es geht, weiß ich nicht, aber ich gehe davon aus, dass ich in den Kosovo geschickt werde. Ich kenne zwei Kameraden, die schon dort gewesen sind. Klar habe ich etwas Muffensausen. Aber ich bin es gewöhnt, Herausforderungen zu meistern. Ich meistere auch die.

* * *

Ich bin wieder Single. Meiner Beziehung zu Susi haben die vielen Lehrgänge ganz offenbar nicht gutgetan. Obwohl sie mich eigentlich hätte verstehen müssen, denn Susi hat sich von meiner Begeisterung für die Bundeswehr anstecken lassen, sich auch beworben und ist genommen worden. Im Oktober 2005 hat sie ihren Grundwehrdienst in Heide begonnen und ist im Januar nach München versetzt worden. Als ich im Januar 2006 nach Hause kam, hörte ich Susi mit jemandem telefonieren. Ein Wort ergab das andere. Heraus kam: Es gab jemand anderen in ihrem Leben. Offenbar hatte sie in ihrer Kaserne jemanden kennengelernt.

Ich war geschockt, aber nicht wirklich unglücklich. Aus unserer anfangs großen Liebe war ein eingeschlafenes Geplänkel geworden. Die Trennung tat trotzdem noch weh, war aber für uns beide das Beste.

Wer frei ist, den hält auch nichts mehr. Ich sehe nach vorn und warte ungeduldig auf meinen Einsatzbefehl.

Der kommt im März 2006. Am Schwarzen Brett lese ich, dass ich zum Spieß kommen soll, und der steht jetzt vor mir und sagt:

»Es gibt eine Stelle!«

Mir wird schwindelig, so aufgeregt bin ich. Und dann erfahre ich: Ich fliege am 25.7.2006, das ist gut. Aber mein Einsatz geht nicht, wie fest erwartet, in den Kosovo, sondern nach Afghanistan, genauer ins Camp Warehouse. Bingo!

So komisch es klingt, aber darauf bin ich nicht vorbereitet. Doch ich lasse mir meine Überraschung nicht anmerken, verziehe keine Miene.

Klar habe ich auch Angst, aber die paart sich schnell mit Neugier und Abenteuerlust, denn ich bekomme eine Liste meiner Lehrgänge, und ab jetzt ist jeder Tag ungeheuer spannend.

Im bayerischen Wildflecken durchlaufe ich eine einsatzspezifische Grundausbildung, erarbeite mir alles über Minenkunde und werde im Zielschießen trainiert. Darüber hinaus lerne ich viel über Afghanistan, über die Geschichte des Landes, die politischen Verhältnisse, aber auch über die Religion, die Sitten und Bräuche und bekomme Gelegenheit, mit anderen Kameraden zu sprechen, die schon einmal dort waren.

Alles ist neu, alles ist unbekannt. Und es reizt das Fremde, Aufregende und natürlich auch das Geld. Ich bekomme zu meinen 1600 Euro monatlich noch 92 Euro pro Tag zusätzlich. Das heißt, ich habe in vier Monaten nur an Zulagen 12.000 Euro auf dem Konto und bin mit einem Schlag meine gesamten Schulden los, die sich durch den dummen Unfall dort angesammelt haben. Das ist schon verlockend, sehr sogar.

Aber ich muss auch eine Hürde nehmen, und um die drücke ich mich wochenlang herum. Wie sage ich es meinen Eltern? Ich weiß genau, dass sie sich furchtbar sorgen werden, und vermeide es lange, ihnen davon zu erzählen.

Aber dann nehme ich mein Herz in die Hand und sage meiner Mutti eines Abends im Mai am Telefon die Wahrheit.

»Mutti, ich muss dir noch etwas sagen. Aber bitte, bitte, rege dich nicht auf!«, versuche ich eine gute Einleitung. Die Leitung bleibt daraufhin stumm. Meine Mutter sagt keinen Ton mehr. Ich glaube, sie ahnt, was jetzt kommt.

»Ich gehe in den Auslandseinsatz, genauer, nach Kabul«, presse ich schnell heraus, damit ich es endlich hinter mich bringe.

Mutti weint sofort los, nein mehr, sie schluchzt.

»Ich will das nicht!«, höre ich sie mit tränenerstickter Stimme sagen. »Sandro, Junge, das ist gefährlich. Du kannst sterben. Bitte, bitte, bleibe hier. Sag das ab, hörst du, zieh' das zurück.«

Ihre Stimme überschlägt sich jetzt fast.

»Sandro, du gehst nicht, versprich mir das!«, wiederholt sie sich, und ich höre, dass sie sich dabei die Nase putzt.

»Sterben kann man überall«, sage ich flapsig und finde mich cool.

Mama weint nach meiner ungeschickten Antwort gleich weiter.

»Nun sieh mal nicht alles so düster«, versuche ich sie zu beruhigen. Aber es geht nicht. Stattdessen gibt sie immer noch schluchzend den Hörer an meinen Vater weiter.

»Afghanistan?«, fragt er und dann sagt er nichts mehr.

Mein Vater schweigt, wenn ihn etwas belastet. Ich kenne ihn und weiß sofort, was er jetzt empfindet. Er hat Angst, er leidet. Was tue ich den beiden an. Mario ist noch in Bautzen in der Lehre. Sie haben Angst, ihren ältesten Sohn zu verlieren. Kann man sich darüber einfach hinwegsetzen? Muss ich nicht Rücksicht auf sie nehmen und versuchen, das Ganze abzusagen?, schießt es mir durch den Kopf. Meine Eltern, denen ich so viel verdanke, machen sich Sorgen um mich. Ist es richtig, ihnen das zuzumuten?

Ich sehe an diesem Abend in meiner kleinen Wohnung Guido wieder vor mir, spüre seine kräftige Hand auf meiner Schulter und sehe auf das Bild von ihm an der Wand. Sein Namensschild auf der Jacke ist mit einem Edelweiß gerahmt, das Zeichen der Gebirgsjäger.

»Wo andere aufhören, fangen wir erst an.«

»Ja Guido, wir gehen!«, sage ich leise, und in meinem Kopf entschuldige ich mich bei allen, denen ich etwas bedeute. Es tut mir leid. Ich bin Soldat, und wir sind zum Einsatz verpflichtet.

Gut, ich habe mich zwar freiwillig gemeldet, aber man hätte mich auch einfach auswählen können, und ich hätte gehen müssen. Und wenn der Verteidigungsminister Struck sagt: »Deutschlands Freiheit wird am Hindukusch verteidigt«, dann trete ich meinen Dienst auch dort an.

Aber ich will die Gefahren nicht verdrängen. In diesem Land herrscht Krieg. Gut, wir sind nur zum Überwachen, Sichern, Ausbilden da. Das ist der Auftrag der Bundeswehr als Teil der internationalen Schutztruppe ISAF. Wir sollen nach mehr als zwei Jahrzehnten Krieg den Menschen in Afghanistan helfen, endlich wieder in Sicherheit zu leben.

Am Abend sitze ich nach dem Essen noch mit einem Bier im Unteroffiziersheim und spreche mit einem Kameraden darüber, was uns bald in Afghanistan erwartet.

»Meinst du wirklich, die Leute freuen sich, dass wir da sind?«, fragt mich Niko.

Ich zucke mit den Schultern, murmele »keine Ahnung«. Mittlerweile habe ich schon etwas über die Geschichte Afghanistans gehört. »Das Land hat eine mehr als dramatische Geschichte. Nach Vertreibung der Russen durch die Mudschaheddin haben die sich untereinander völlig zerstritten«, erzähle ich Niko.

»Ich weiß, und die Taliban haben das Chaos genutzt und die Herrschaft übernommen.«

»Genau«, antworte ich, »aber als die USA nach 9/11 den Krieg gegen den Terror eröffneten, haben sie eingegriffen und die Taliban zurückgedrängt. Doch in einzelnen Städten haben sie ihre Herrschaft noch behalten.«

»Ich glaube, da herrscht mittlerweile das komplette Chaos. Deswegen ist Afghanistan eines der zehn ärmsten Länder der Welt, und nur die Elite hält sich mit Korruption und Drogenhandel gut über Wasser.«

»Und was machen wir jetzt konkret da? Ich meine, wie sieht das genau aus?«, hakt er nach.

»Genau weiß ich das auch nicht. Ich denke, wir helfen beim Aufbau, das heißt auch ganz praktisch, wir räumen mit unserem schweren Gerät Kriegsschutt weg, bauen Brunnen oder Krankenhäuser. Außerdem bilden wir die Polizei und die Armee mit aus und schützen auch die vielen Mitarbeiter der Hilfsorganisationen.«

»Das klingt mir alles zu harmlos. Es ist keine Truppenübung«, meint Niko. »Es kann immer und jederzeit etwas passieren: Überfälle, Attentate, Explosionen, Geiselnahmen durch die Taliban. Ich weiß, es ist kein Schulausflug. Es sind schon Kameraden gefallen.«

Den Einsatz vor Augen, werde ich nachdenklicher, ernster, verantwortungsbewusster. Natürlich denke ich es zu Ende, und das heißt, ich werde vielleicht nicht lebend zurückkommen.

Deshalb ist es mir ein Bedürfnis, vor meiner Abreise noch einiges zu erledigen. So besuche in meine Familie in Bautzen. Ich will nicht nur mit meinen Eltern telefonieren. Ich will sie auch sehen und vor allen Dingen in den Armen halten, sie spüren. Sie sind die wichtigsten Menschen auf der Welt. Ich brauche diesen Abschied.

Und ich möchte meinen Kumpel Marc, mit dem ich seit dem Unfall zerstritten bin, treffen, um mich für alles zu entschuldigen. Wenn ich Deutschland verlasse, um in dieses unbekannte Land zu fliegen, will ich zu Hause nicht eine einzige Baustelle zurücklassen.

In Bautzen miete ich das Gemeindehaus. Ich lade meine Familie und meine Freunde ein, und eine Nacht lang feiern wir meinen Abschied. Ich drücke zahllose Hände, küsse zahllose Wangen, feiere, lache, aber alles nur mit halbem Herzen. Wer in den Einsatz zieht, feiert anders. Das Leben wirkt endlich, nicht mehr zu leicht und unantastbar. Man denkt mehr zu Ende, schneidet Gedanken nicht mehr einfach ab. Es drehen sich viele Fragen im Kopf, die mit »was wäre wenn ...«, beginnen, und in der ausgelassensten Stimmung fehlt die große Ausgelassenheit. Es ist, als ob sich ein Schleier über das Leben legt. Ein Schleier, der die Freude darunter unter Kontrolle hält. Man feiert, aber leiser als vorher. Man singt, aber leiser als früher. Man tanzt, aber langsamer als vorher. Meine Eltern reden an diesem Abend so gut wie gar nicht. Mutti hält häufig meine

Hand, streichelt mich, tätschelt mir die Schulter. Sie hat Angst um mich. Ich liebe sie.

***

»Nimm das, mein Junge!« Mutti steht im Wohnzimmer und gibt mir ein kleines Pappschächtelchen, das sie liebevoll mit lindgrünem Papier eingewickelt hat.

»Was ist das?«, frage ich gerührt. Ich bin eigentlich schon so gut wie weg. Meine Sachen stehen fix und fertig gepackt im Flur. Vor mir liegen sechs Stunden Autofahrt zur Kaserne in Murnau, meinem Standort. Ich habe ein mehr als mulmiges Gefühl im Magen. Denn wenn ich gleich aus dem Haus gehe, werde ich meine Eltern vor dem Abflug nicht mehr sehen. Ich habe Angst vor dem Abschied. Mutti hat schon den ganzen Vormittag Tränen in den Augen. Papa spricht so gut wie gar nicht mehr. Er hat beim Frühstück fast schon teilnahmslos am Tisch gesessen. So still ist er nur, wenn er leidet.

»Versprich mir, es immer zu tragen«, höre ich Mutti jetzt sagen.

»Aber was ist es denn?«, frage ich wieder und löse vorsichtig das weiße Geschenkbändchen. Mutti sieht mir die ganze Zeit dabei zu, und dann höre ich schon, dass sie herzzerreißend weint. Als ich das Kästchen öffne, schießen auch mir sofort die Tränen in die Augen. Denn es enthält ein Amulett in der Form eines kleinen Metallvogels, genauer einer Amsel.

»Mutti, hast du das für mich gemacht?«, frage ich unter Tränen und nehme, das Amulett in der Hand, meine Mutti in den Arm.

Die Amsel steht für meine Uroma Helene. Sie war die liebste Oma, die man sich vorstellen konnte. Sie lebte in der Nähe von

Ulm, und ich habe im Sommer als Kind meine Ferien bei ihr verbracht. Später, als Jugendlicher, hat sie mir manches Mal Geld zugesteckt, und ich war ihr immer so dankbar, weil ich mir damit viele Wünsche erfüllen konnte.

Am 2.8.2001 ist Uroma Helene gestorben, und als wir alle tieftraurig bei der Beerdigung am Grab standen, flog eine Amsel auf den Grabstein und zwitscherte ein Lied.

»Oma ist jetzt ein Vogel, und sie wird uns immer begleiten und zusehen und uns helfen, wenn wir in Not sind«, hat meine Mutter damals gesagt, und ich habe seitdem nie wieder eine Amsel gesehen, ohne dabei an meine Oma zu denken.

Jetzt sitze ich in unserem großen Ohrensessel, und Mama legt mir das Amulett um den Hals. »Oma wird dich schützen, ich weiß es«, sagt sie leise, und dann huscht ein Lächeln über ihr Gesicht, als sie flüstert: »Auf Oma ist Verlass!«

Das glaube ich auch, und als ich später im Auto Richtung Murnau fahre, halte ich an der ersten Parkmöglichkeit an und mache die Amsel an meine Erkennungsmarke. Dann sehe ich in den Himmel und sage zu meiner Uroma. »Ich werde beides im Einsatz tragen, Oma, immer, du kannst dich darauf verlassen.«

* * *

Es ist stockdunkel und mucksmäuschenstill. Ich knie auf einem nassen Steinboden, und die Kälte kriecht durch meine Uniform. Ich weiß nicht, wie lange ich hier schon so kauere. Eine Stunde? Zwei Stunden? Ab und zu spüre ich einen Gewehrlauf in meinem Rücken. »I kill you bastard!«, brüllt jemand laut und droht auf Englisch weiter, mir mit dem Gewehr das Genick zu brechen, falls ich auch nur einen Ton sage. Mein Herz schlägt mir bis zum Hals. Ich darf jetzt nicht die Nerven verlieren. Ruhig atmen, die Gedanken fokussieren. Das habe ich in der Ausbildung gelernt.

»Don't smile, don't move, don't speak« ist die Parole, an die wir uns halten sollen. Ich schließe die Augen. »Bleib ruhig, Sandro, du schaffst das«, appelliere ich an mich und bin mir nicht wirklich sicher, ob das stimmt. Mein Rücken schmerzt. Ich knie so unglücklich, dass sich das Blut in meinen Beinen staut. Der Schmerz breitet sich in meinem ganzen Körper aus und bohrt sich bis in meinen Kopf. In dem Moment wirft mich etwas zur Seite. Ich liege ausgestreckt im Dreck, und bevor ich begreife, was passiert ist, spüre ich, wie sich die Sohle eines Stiefels immer fester gegen meinen Hals drückt. Wie lange soll ich das noch aushalten? Fühlt es sich so an zu sterben? Und ich habe keine Chance zu entkommen.

Schwer bewaffnete Talibankämpfer haben mich und fast 20 weitere Kameraden auf der Patrouille überfallen. Alles ging ganz schnell. Plötzlich war da der Schmerz im Rücken. Ich wollte noch die Waffe hochziehen, aber da bekam ich schon einen Schlag in den Magen. Hände packten mich, etwas Spitzes stieß mir an den Kopf. Ich wurde hochgerissen, dann wurde mir schwarz vor Augen. Man hatte mir eine Maske über den Kopf gestülpt und trieb mich kilometerweit durch das Gelände. Später schubste man mich zuerst in ein Gebäude und danach Stufen hinunter, vermutlich in einen Keller. Ich habe arabische Wortfetzen gehört, aber auch das englische Wort »Kidnapping« verstanden. Ich bin in der Gewalt der Taliban. Sie kennen keine Gnade. Aber es muss einen Sinn haben, dass sie mich nicht getötet haben. Wo sind meine Kameraden? Ob man sie schon umgebracht hat? Hoffentlich töten sie mich schnell. Ich habe Angst, zu sehr leiden zu müssen. Aber die Taliban lassen sich viel Zeit mit ihren Opfern. Nicht nur der Stiefel, nein, auch die Angst drückt mir die Luft ab. Ich ersticke. Es ist vorbei. Mein Leben war schön. Mutti, jetzt sehe ich dich nie wieder. Ich hätte auf dich hören sollen, wieder mal.

»Los, hoch, das war's!« Jemand zieht mir den Sack vom Kopf, und in dem vermeintlichen Keller geht jetzt auch das Licht an.

Stabsfeldwebel Ritter steht vor mir.

»Das war gut!«, lobt er mich. »Herr Stabsunteroffizier, Sie haben alles umgesetzt, was wir Ihnen beigebracht haben. Klasse! Weiter so!«

Ich versuche mich langsam aufzurichten, knicke aber sofort weg. Zwei Kameraden sind sofort zur Stelle, helfen mir auf. Ich spüre jeden verdammten Knochen in meinem Körper und bin noch ganz benommen von der Angst. Mein Hals schmerzt. Ich muss husten.

»Alles gut? Geht's?«, fragt Stabsfeldwebel Ritter sofort nach, als ich mit schmerzverzerrtem Gesicht versuche, langsam Haltung anzunehmen. Ich nicke. »Ja, geht schon«, und versuche möglichst entspannt auszusehen. Aber das klappt nicht. Ich bin ganz benommen, schwanke sogar ein bisschen hin und her wie ein Betrunkener. Die Kälte, die verkrampfte Haltung, die schlimmen Gedanken. Ich fühle mich komplett gerädert.

»Für heute ist Dienstschluss«, ordnet der Stabsfeldwebel an. »Wir treffen uns in einer Stunde zum Essen.« Ich nicke und schleiche geschafft nach draußen.

Ich bin im Ausbildungszentrum im fränkischen Hammelburg, und hier geht es darum, uns auch auf gefährliche Einsätze in Afghanistan vorzubereiten, weshalb die Ausbildungsaufgaben vielfältig sind: Gefechtssimulationszentrum, Objektsschutzübung, Funktionieren als Team. Wir lernen Checkpoints aufzubauen und illegale zu räumen und zu beseitigen, Minensuche, Verwundete zu transportieren und auch die Einsatzregeln. Wann darf geschossen werden? Wie muss die Warnung aussehen? Wir lernen auch den Umgang mit den klimatischen Bedingungen: Wie hält man durch bei Temperaturen von 40 Grad und mehr?

Dazu kommen Übungen, in denen eine Überraschung auf die nächste folgt. Wir sollen lernen, immer auf der Hut, immer hellwach zu sein.

Heute war die bislang härteste Übung.

»Mensch, Stracki, ich bin völlig fertig. Ich hatte echt Angst«, meint Fabian, einer meiner Kameraden. Er hat offenbar gerade eine ähnliche »Übung« hinter sich wie ich und wirkt noch ein bisschen benommen. Während ich mich an die Wand des Übungsgebäudes lehne und versuche, wieder ruhig zu atmen, hat sich Niko gerade auf eine Bank gesetzt und zündet sich jetzt eine Zigarette an. »Sag mal, das wird wohl keine Pfadfinderübung in Afghanistan. Sonst würden sie das doch nicht alles mit uns üben?«

»Das denke ich auch. Man will uns auf den ›worst case‹ vorbereiten, und das heißt: Alles ist dort möglich!«

Fabian saugt tief an seiner Zigarette, pustet langsam den Rauch wieder aus und sieht nachdenklich den weißen Schwaden nach, als er mich fragt: »Hast du es dir so vorgestellt, als du dich zum Einsatz gemeldet hast?«

Ich sehe ihn nachdenklich an und muss einen Augenblick überlegen.

»Ich habe nicht groß darüber nachgedacht«, antworte ich ihm. »Bei mir hat sich das alles irgendwie so ergeben. Plötzlich war ich bei der Armee, und wenn man einmal da ist, freundet man sich mit dem Thema ›Einsatz‹ irgendwie auch an. Man trifft Kameraden, die zurückkommen und erzählen. Man liest davon, sieht Berichte im Fernsehen, und irgendwann macht man einfach mit. Weil andere gehen, weil man es sich vorgenommen hat oder weil man es jemandem versprochen hat.«

»Versprochen? Was meinst du damit?«, will Fabian jetzt wissen.

Ich schüttele den Kopf. »Das ist eine lange Geschichte, ich erzähle sie dir später mal«, weiche ich aus. »Aber noch einmal zurück zu deiner Frage: Ich hatte und habe keine Vorstellung. Und was hier heute passiert ist, sagt mir klar und deutlich: Wir machen mehr als Brunnen bauen und kommen damit den Taliban mächtig in die Quere.«

Als ich wenig später beim Essen in der Truppenkantine sitze und mich auf mein Schnitzel mit Kartoffelpüree freue, ist mir vieles klar geworden. Es kann ganz ernst werden.

»Ich haue ab«, sagt Niko plötzlich, und ich sehe ihn irritiert an. »Du machst was?«, frage ich ihn und denke, ich habe ihn falsch verstanden.

Niko stochert nervös in seinem Essen herum. »Das ist nichts für mich. Das ist mir heute klar geworden.« Und dann sieht er mich mit großen Augen an und schnaubt richtig. »Weißt du, ich bin kein Held. Die Bundeswehr ist klasse, solange man den Ernstfall nur übt. Aber irgendwo auf der Welt im Sand verrecken, für Deutschland, nein, danke, das will ich nicht. Ich quittiere meinen Dienst.«

Ich lege jetzt das Besteck aus der Hand, sehe Niko ernst an. »Junge, jetzt bekomme keine Panik. Das ist doch nur für die absolute Ausnahme. Man muss das mit uns üben. Das dient unserer Sicherheit. Glaube doch nicht, dass du irgendwo im Keller liegen musst wie ich gestern.«

»Mit mir haben sie ›Water-Boarding‹ simuliert, zumindest hat man mir das angedroht. Mensch, Stracki, ich hätte mir vor Angst fast in die Hose gemacht. Ich will das nicht, verstehst du. Ich bin durch damit.«

»Das heißt, du ziehst die Einsatzmeldung zurück?«, will ich wissen.

Niko nickt. »Ja, gleich morgen früh. Ich gehe zum Spieß und sage, dass ich zurück in meinen Standort will.«

»Und dann?«, frage ich nach, und Niko weiß, was ich damit sagen will: Es kommt in der Truppe nicht gut an, wenn man kneift.

»Ich werde die Armee verlassen«, sagt Niko und ich sehe ihm an, wie schwer es ihm fällt, das auszusprechen.

»Weißt du, Stracki, diese Stunden in der angeblichen Gefangenschaft haben mir die Augen geöffnet. Es ist nicht das Richtige für mich. Ich bin definitiv nicht einsatztauglich und würde mit meiner Angst die Kameraden in Ernstfällen gefährden.«

»Vielleicht kannst du andere Aufgaben übernehmen? Hau doch nicht gleich alles in den Sack«, versuche ich ihn zu bremsen.

Aber Niko schüttelt den Kopf. »Ich bin heute nicht nur an meine Grenze gekommen, ich habe sie überschritten, und das ist nicht gut. Ich lasse mich beraten, wie und wann ich gehen kann. Es ist besser für mich, aber auch für alle anderen, die sich im Ernstfall auf mich verlassen können müssen.«

Es ist schade, dass Niko gehen will. Ich mag ihn. Er ist ein prima Kamerad. Aber ich muss seinen Entschluss akzeptieren.

»Überschlafe das alles noch mal«, appelliere ich an ihn. »Vielleicht sieht die Welt morgen für dich doch noch anders aus.«

Niko lächelt jetzt. »Nee, Stracki, gesagt ist gesagt. Ich mustere so schnell wie möglich aus, gehe zurück in meinen alten Beruf. Ich bin Mechaniker und werde schon wieder etwas finden.«

An diesem Abend trinken wir noch unser Abschiedsbier. Niko

macht schon die Übungen am nächsten Tag nicht mehr mit. Er hat sich vom Truppenarzt krankschreiben lassen. Es ist schade um ihn. Es klingt vielleicht merkwürdig, aber ich denke trotz der Situation mit Niko nicht eine Sekunde daran, einfach aufzugeben. Ich ziehe das Ding hier durch.

In den folgenden Tagen werden wir weiter intensiv geschult, wie wir in lebensbedrohlichen Situationen reagieren sollen, auf Entführungen und Folter, auf Kampfhandlungen, bei denen wir von der Truppe getrennt werden und hinter feindliche Linien geraten. Wir lernen, immer auf der Hut zu sein, und bekommen vermittelt, dass anfangs harmlose Situationen wie Gespräche mit Einheimischen oder Besuche in Schulen und Kliniken immer außer Kontrolle geraten können, und wir begreifen, dass die Friedenstruppe eine Einsatztruppe ist.

Klar wissen wir, dass es nur nachgestellt ist und die Übung die Angst und Not der Realität nur anreißen kann. Aber wir bekommen einen Vorgeschmack auf das, was uns erwarten kann im fernen Afghanistan: der Tod.

Dass mein Leben aber auch zerstört sein kann, wenn ich körperlich unversehrt nach Hause zurückkomme, davon habe ich damals, im Juni 2006, keine Ahnung. Ich denke nicht an meine Seele. Das hat uns niemand gesagt.

Kapitel 4

In den letzten Tagen vor dem Abflug habe ich ein dauerhaft mulmiges Gefühl im Magen. Die Angst kriecht in mir hoch und breitet sich aus. Dazu mischt sich die Wehmut, die Familie lange Zeit nicht mehr sehen zu können. Aber als ich am Tag des Abflugs aufwache, bin ich auch ein bisschen erleichtert. Monatelang habe ich mich auf den Tag X vorbereitet und alles zigmal durchgekaut. Irgendwann reicht es. Man will das Gefühl nicht mehr haben. Es soll losgehen.

Der Check-in am militärischen Teil des Flughafens Köln-Wahn ist ein bisschen wie bei einem Spanienurlaub. Die Stimmung ist locker. Ich lerne neue Kameraden kennen, wir flachsen miteinander und albern herum.

Mit dem Airbus geht es 5000 Kilometer nach Usbekistan, genauer nach Termez, direkt an der nördlichen Grenze zu Afghanistan. Ich war noch nie in meinem Leben so weit weg von Deutschland, und es ist ein komisches Gefühl. Mit jeder Minute in der Luft entfernt man sich weiter von der Heimat.

»Meine längste Flugreise ging in die Türkei«, sage ich zu Philipp, meinem Nachbarn, als wir uns nach einem warmen Kabinenessen entspannt in die Sitze zurücklehnen.

»Meine ging gerade mal an den Balaton«, antwortet er und zwinkert mir fröhlich zu.

»Ich glaube, jetzt erwartet uns etwas ganz anderes«, spreche ich weiter und Philipp nickt. »Wir verlassen unseren Kulturkreis. Wusstest du, dass 70 Prozent der Afghanen Analphabeten sind? Es ist eine Welt fern von unserem Lebensgefühl. Es wird alles neu und anders sein.«

»Mit Sicherheit«, stimme ich ihm zu. »Aber egal wie unser Einsatz abläuft, eines ist sicher: Vergessen werden wir die Zeit dort nie.«

Wenig später ist Philipp neben mir eingenickt. Sein Kopf ist nach vorn gefallen und bewegt sich jetzt im Rhythmus der Atmung langsam auf und ab. Auch ich schließe die Augen. Aber an Schlaf ist nicht zu denken. Mir geht zu viel durch den Kopf. Ich überlege, was ich in Deutschland alles zurücklasse. Klar meine ich damit meine Familie, aber es ist mehr. Ich lasse auch die Sicherheit zurück. Bislang musste ich nicht in Kellerlöchern um mein Überleben kämpfen. Wer in Deutschland morgens aufsteht, gerät nicht in lebensgefährliche Situationen. Unser Alltag ist geschützt. Es fliegt uns auf dem Weg zur Arbeit kein Sprengsatz um die Ohren, und wenn wir in einem Lokal sitzen, ballert uns auch kein Terrorist vom Tisch weg. Wir haben vergessen, wie gut es uns geht. Ich hatte bis jetzt eigentlich ein schönes Leben und habe alles richtig gemacht. Mein Einsatz in Afghanistan wird zeitlich eine kleine Episode sein, aber inhaltlich ein Meilenstein. Ich bin aufgeregt und sehr gespannt. Aber Grübeln bringt nichts mehr. Ich sitze im Flugzeug, und es gibt es kein Zurück mehr. Es scheint einigen meiner Kameraden so zu gehen wie mir. Sie finden keine Ruhe und unterhalten sich angeregt. Ich höre Wortfetzen wie »es ist gefährlich« und »hoffentlich kommen wir lebend da wieder raus«. Es sind ernste Gespräche. Den Ferienflieger gibt es nicht mehr.

* * *

In Termez haben die wir einen großen Stützpunkt, und wir übernachten in einer Zeltstadt. Von der Stadt selbst sehen wir nichts. Wir werden vom Rollfeld direkt zu den Unterkünften gebracht, bekommen etwas zu essen und schlafen in Sammelunterkünften auf Feldbetten.

Am nächsten Morgen geht es mit einer Transall weiter nach Kabul. Wir müssen die Flugzeuge wechseln, weil nur die Transall mit einer Technik gegen Angriffe durch Raketen ausgestattet ist. Spätestens jetzt ist auch dem letzten Soldaten klar, wohin die Reise geht.

Kabul von oben sehen nur die Piloten, wir hocken mit voller Ausrüstung, Helm und Splitterschutzweste im ratternden Bauch der Maschine auf unserem Gepäck, ohne Fenster. Ungewohnt ist, dass wir ohne Waffen sind. Die bekommen wir erst später im Lager zugeteilt. Die Luft ist stickig. Nur ein paar Notlampen geben ein milchiges Licht ab.

In der Luft werden die Motoren ausgestellt und im Steilflug geht es nach unten. Wir sind jetzt alle still. Kaum setzt das Flugzeug auf dem Rollfeld des »Kabul International Airport« auf, sollen wir alle unsere Helme aufsetzen, unsere schweren Splitterschutzwesten mit den Metallplatten anziehen und die Köpfe einziehen. Als sich die Luken öffnen, stehen schon die TBZs für uns bereit. Es geht alles ganz schnell.

»Hopp, hopp, beeilt euch, zieh den Finger«, sagt der Kommandant. »Wir wollen los.«

»Hoffentlich knallen sie uns nicht schon am Rollfeld ab wie die Hasen«, mault Philipp, bevor er mit einem Satz in den Panzer springt.

»Warum denn ausgerechnet hier? Wir laufen ihnen doch nicht weg und geben ihnen garantiert noch genug Gelegenheit zum Ballern«, antworte ich sarkastisch.

Philipp brummt noch etwas von »schwarzem Humor« und dass »wir uns heute Abend ein Bier verdient« haben, bevor wir auf der engen Sitzbank im Panzer ganz dicht zusammenrücken und uns die stickige Luft in der Büchse den Spaß am Scherzen nimmt.

20 Minuten später rollen wir im Panzer in unser Lager, das Camp Warehouse, das im Moment unter französischer Führung steht. Als ich endlich aussteigen kann und auf dem honiggelben Sandboden stehe, bläst mir ein heißer Wind ins Gesicht. Ich bin da!

Mein Zuhause teile ich mir in den nächsten Monaten mit 1200 Soldaten aus vielen Nationen.

Darauf freue ich mich. Man lernt bestimmt interessante Leute kennen. Obwohl mich die Kameraden schon mit reichlich Anekdoten über den Nationen-Mischmasch versorgt haben.

Die Amerikaner gelten als quirlig und schmerzfrei. Sie machen sich um nichts viel Gedanken. Die Franzosen sollen friedlich, ordentlich und diszipliniert sein und die Engländer eben britisch skurril. Ich habe gehört, dass sie ihre Rituale wie den »Five o'Clock Tea« nach Möglichkeit auch im Einsatz pflegen. Ich bin gespannt, ob das alles so stimmt, und möchte zu gern wissen, welche Vorurteile es über uns Deutsche gibt. Bestimmt halten sie uns für Pünktlichkeitsfanatiker.

Im Lager sind wir nach Nationen getrennt untergebracht. Wir Deutschen schlafen in Containern, immer zu viert auf einer Stube.

Die Unterkünfte sind gut eingerichtet. Es gibt einen Fernseher und einen Wasserkocher, dazu haben wir separate Duschcontainer. Gegessen wird in einem Restaurantzelt, in dem wir aber auch nur so gern sitzen, zum Quatschen, Karten spielen oder für das beliebte Feierabend-Bier, das ich heute wie versprochen mit Philipp trinke. Allerdings dürfen wir maximal zwei Dosen trinken. Wir sollen nie vergessen, dass jederzeit der Ernstfall eintreten kann. Für die Freizeit gibt es ein Fitnesszelt mit Laufband, ein Mini-Kino, Tischtennisplatten. Das Beste ist der eigene Lagersender, das Einsatzradio »Radio Andernach« in deutscher Sprache. Das vermittelt uns, dass wir gar nicht so weit weg sind von zu Hause. Wir hören die ganz normalen deutschen Nachrichten.

»Guten Abend meine Damen und Herren, ich begrüße Sie zur aktuellen ›Tagesschau‹«. Bei dem Satz läuft mir ein Schauer über den Rücken.

Der Sender ist ein akustisches und optisches Verbindungsband mit der Heimat. Aber natürlich können wir auch telefonieren. Es gibt im Lager Festnetzapparate, die wir mit einer Telefonkarte benutzen können. Ich werde häufig mit meinen Eltern sprechen. Es hilft ihnen und auch mir, mit der Trennung klarzukommen. Hilfreich ist dafür auch die Post. Wir können Briefe und Päckchen verschicken und natürlich auch bekommen. Heute ist für einen Kameraden ein Beutel mit deutschen Kartoffeln gekommen. Seine Eltern haben ihm die geschickt. Jetzt sitzt er vor seinem Container und brutzelt sich auf einem kleinen Feldkocher daraus Bratkartoffeln. Er ist schon drei Monate hier, und ich glaube, man konnte ihm mit nichts eine größere Freude machen als mit diesen Kartoffeln. Ich bin ja noch ein Neuling, auch Tapsi genannt, was heißt: »Total Ahnungslose Person Sucht Informationen«, und kann mir den Heißhunger nach vertrautem Essen noch nicht richtig vorstellen. Aber meine Kameraden haben mich schon gewarnt.

»Du träumst von unserer Küche«, hat mir Nick prophezeit, der schon zum zweiten Mal in Afghanistan ist und aus der Nähe von Hamburg kommt. »Vier Wochen ist das alles kein Problem, aber dann kannst du keine Feldküche mehr sehen und riechst nachts frische Pizza oder ein Gyros.«

»Und gibt es denn nicht mal etwas Leckeres?«, frage ich neugierig nach.

Nick schüttelt den Kopf. »Ich bin gelernter Koch wie du«, antwortet er mir, »und ich habe einen guten Gaumen. Glaube mir, die geben sich in der Küche wirklich Mühe, und die Ware ist ja auch direkt aus Deutschland. Aber das Kantinenessen schmeckt immer gleich. Irgendwann kannst du das Einerlei nicht mehr sehen und isst nur noch Brot, um satt zu werden und zählst die Tage, bis du endlich wieder in der Heimat in einem zünftigen Gasthaus dein gewohntes Essen bestellen kannst.«

Ich bin gespannt und entspannt. Denn das Abendessen ist nicht schlecht, obwohl ich nicht erkennen kann, was ich esse. Es ist eine Einheitspampe. Gegen den Frust hole ich mir nach dem Essen Schokoladen-Snacks aus dem kleinen Lager-Marketender-Shop. Hier gibt es auf circa 15 Quadratmetern alle möglichen Artikel aus der Heimat: Schokolade, Snacks, Limo, aber auch Parfüms, Sonnenbrillen und Uhren.

»Man will sich einfach mal belohnen«, hat mir ein Kamerad gesagt, der auch schon länger hier ist. Ich möchte erst einmal meine Eltern verwöhnen und schicke ihnen gleich Parfüm. Für Mario bestelle ich über den PC online etwas für sein Auto. Ich kann in

Afghanistan nichts ausgeben und es mir leisten, meiner Familie eine Freude zu machen.

Ungewohnt ist, dass es nie Dienstschluss gibt. »Es ist jeden Tag Mittwoch«, scherzt mein Kamerad Ulli. Er meint damit, dass die Woche nie aufhört, man nie wirklich abschaltet. Es gibt keinen Feierabend und kein Wochenende. Das ist das geringste Übel, denn es gibt sowieso nichts, was man außerhalb des Dienstes tun könnte.

Die ersten zwei Wochen werde ich eingearbeitet. Ich gehöre ja zu einem Fernmeldezug, dem MCC, genauer: »Move Control Center«. Ich arbeite im speziellen Schichtdienst. Das heißt, ich habe an einem Tag eine Tagesschicht, am zweiten Tag eine Nachtschicht, am dritten Tag frei.

Meine Aufgabe ist es, die Standorte der herausfahrenden Patrouillen zu überwachen, ständig Kontakt mit ihnen zu halten und aktuelle Lagewarnungen herauszugeben. Bei mir kommen alle wichtigen Nachrichten herein: Warnungen vor Anschlägen und Selbstmordattentätern, auch von anderen Einheiten im ganzen Land. Die Funkgeräte müssen einwandfrei funktionieren, alle Nachrichten einwandfrei verschlüsselt werden.

Jeder Fehler, jede Unachtsamkeit kann für meine Kameraden, die draußen sind, tödlich sein. Ich bin hellwach, in jeder Sekunde und immer hoch konzentriert. Das bin ich meinen Kameraden schuldig; nur wenn jeder Einzelne alles gibt, kann die Armee funktionieren. Dazu habe ich Schulungen. Ich soll als Fahrer rausgehen und bekomme Einweisungen für alle vorhandenen Fahrzeuge.

* * *

Es ist brütend heiß. Schon morgens zeigt das Thermometer oft weit über 40 Grad. Ich bin auf einer meiner Patrouillenfahrten in Kabul. Geschätzt 6 Millionen Menschen leben her. Es ist ein Krisengebiet, in dem Terror und bestialische Gewalt zum Alltag gehören.

Wir sind mit zwei Transportpanzern zu acht unterwegs und fahren direkt durch das Stadtgebiet. In Deutschland hat man uns Fotos von der ehemals stolzen Metropole gezeigt. Was ich jetzt sehe, hat damit nichts mehr zu tun. Durch den Krieg ist die Stadt nur noch ein Gerippe. Von den einst prächtigen Bauten ist nichts mehr übrig, die Wahrzeichen sind Ruinen, alles ist zerstört oder teilweise vermint oder beides.

Auch der berühmte Königspalast ist von den Russen vermint worden, damit ihn niemand mehr betreten, geschweige denn von hier aus regieren kann. Die breite Zugangsstraße zur Stadt ist gesäumt von zerschossenen Panzerwracks, so weit das Auge reicht, dann kommen Slums, bewohnt von Flüchtlingen, da Kabul einer der Orte im Land ist, der noch halbwegs sicher ist.

Wir fahren vorbei an Märkten, ach, was sage ich, notdürftig zusammengehämmerten Baracken, in denen alles Mögliche für den täglichen Bedarf verkauft wird. Das Fleisch, das in der Hitze zum Verkauf hängt, ist von Fliegen so dicht besetzt, dass es von Weitem schwarz aussieht. Es gibt Gewürze, ausgestellt in großen Säcken, dazu ballenweise Stoffe, wehende Tücher. Dazwischen sitzen Männer in ihrer traditionellen Kleidung an Holztischen, trinken ihren Tee und plaudern lebhaft miteinander. Manche haben Wasserpfeifen vor sich stehen. Der aufsteigende Qualm gibt dem Ganzen etwas Entspanntes. Kinder spielen mit Müll, viele winken uns zu. Verschleierte Frauen huschen in kleinen Gruppen über die Straßen. Dazwischen rattern Eselskarren, und Autos schieben sich im

Schritttempo durch die Menge. Die Taxen hupen ungeduldig. Es ist auf den ersten Blick ein heilloses Durcheinander.

Und diese fremde Kulisse ist eingetaucht in einen allgegenwärtigen Staub. »Diesen Staub werde ich nie vergessen«, war bei der Ankunft in Afghanistan mein erster Gedanke. Dieses gelblich-braune Puder ist seitdem allgegenwärtig. Der Staub dringt sofort in die Kleidung, die Haare, in jede Pore deiner Haut. Du kannst duschen, aber kaum hast du die Dusche verlassen, knirscht es bereits wieder. Es dauert ein paar Tage, dann gibst du einfach auf, lebst damit, dass alles um dich herum staubig ist, und begreifst – hier ist nichts mehr so, wie du es kennst und gewohnt bist.

Ich komme auch gar nicht dazu, viel von der Umgebung aufzunehmen. Patrouillen sind keine Übung mehr, sondern gefährlicher Alltag. Anschläge gibt es fast täglich, niemand weiß, ob wir am Abend alle wieder gesund zurückkehren. Jeder Fehler kann uns das Leben kosten. Wir dürfen nie anhalten, um kein potenzielles Ziel zu sein.

Auf den Patrouillen besuchen wir Kindergärten und Kliniken, um Spenden zu verteilen. Wir fahren aber auch hinaus aufs Land, um Gespräche mit den Einheimischen zu führen. Wir sollen »am Ball« sein, herausfinden, ob sich etwas geändert hat, es Fremde im Dorf gibt, im Klartext: die Taliban ihr Einflussgebiet ausdehnen. Bei jedem Besuch sind Sprachmittler dabei.

Heute fahren wir zum Hauptquartier der ISAF. Die Frequenzspeicher der Funkgeräte müssen ausgetauscht werden, außerdem bringen wir Post mit, die zunächst von Deutschland aus ins Lager geliefert wird, bevor sie von uns ins Quartier gebracht wird. Die Fahrt durch das noble Botschaftsviertel zeigt ein anderes Kabul. Es gibt das elegante Hotel Europa, das sich mit einem Haus in Frankfurt messen kann, dazu schicke Villen mit üppig blühenden

Vorgärten und Urlaubsstimmung verbreitende Palmen. Es gibt sogar eine Bäckerei, in der sie deutsche Butter verkaufen. Doch die entspannte Atmosphäre ist trügerisch. Wir dürfen uns nie davon täuschen lassen. Immer kann ein Anschlag drohen.

Später unterstützen wir eine Versorgungsfahrt zu einem Außenposten, bringen Lebensmittel und technisches Gerät zu den Kameraden. Die ganze Zeit über bin ich hellwach. Ich weiß, dass ich nichts und niemandem trauen darf. »Nichts muss so sein, wie es aussieht«, hat man uns in den Seminaren in Deutschland eingebläut. »Jedes Kind, das euch anstrahlt, kann eine Handgranate in der Hand halten, jede Frau, die vorbeigeht, im gleichen Augenblick einen Sprengkörper auslösen.«

Gleich bei unserer Ankunft hat uns auch der Fahrzeugkommandant geraten, bei den Einheimischen zuerst auf die Schuhe zu sehen. Denn längst verkleiden sich die Taliban als Frauen, um leichter Anschläge verüben zu können. Doch an den Schuhen erkennt man die Terroristen. Fragt sich nur, wie lange noch. Denn die Taliban lernen schnell und passen ihre Methoden an.

Bei meinen Ausfahrten wird klar, in welchem Dilemma jeder von uns steckt. Die Afghanen sind freundlich, lachen, winken, rufen uns Willkommensgrüße zu. Natürlich möchte man darauf reagieren, aussteigen und mit den Einheimischen sprechen. Aber die Sicherheit geht vor, und wir dürfen das nicht.

Wir dürfen auch nicht eingreifen, wenn wir sehen, dass etwas Verbotenes geschieht. Wir können zwar die Polizei rufen, dürfen aber nichts unternehmen und müssen in unseren Fahrzeugen tatenlos sitzenbleiben.

Denn unsere Aufgaben sind klar umrissen. Wir sind da, um die afghanische Armee und die Polizei zu stabilisieren und der Bevölkerung Sicherheit zu geben. Die Leute sollen sehen: Wir schützen euch vor den Taliban und deren mörderischen Sprengfallen. Das ist unser Auftrag. Da sein, sichtbar sein, das war's.

Sichtbar sind wir allerdings auch für den Feind, die Taliban. Die sind zwar aus Kabul und den größeren afghanischen Städten zurückgedrängt, aber in den Dörfern haben sie vielerorts ihren Einfluss behalten, und da das Land arm und korrupt ist, weiß man nie, auf welchen Kanälen sie Einfluss gewinnen und uns in einen Hinterhalt locken.

Was das heißt, ist klar: Wir müssen immer aufpassen und dürfen nichts und niemandem trauen. Und das wird uns sehr schwer gemacht. Denn die Taliban versuchen uns mit immer neuen Tricks in eine Falle zu locken. Seit einiger Zeit inszenieren sie Autounfälle mit realen Verletzten und deponieren in den Unfallautos Sprengsätze. Wenn wir die um Hilfe rufenden Opfer sehen, möchten wir natürlich anhalten, aus dem Fahrzeug springen und helfen. Doch wir können nicht erkennen, ob es wirklich Unfälle sind oder ob uns die Taliban etwas vorspielen, um uns abzuknallen. Wir können also für unsere Hilfsbereitschaft mit dem Leben bezahlen. Deshalb ist es uns strikt verboten, spontan zu helfen. Wir dürfen niemals ohne Kommando unsere Fahrzeuge stoppen oder gar verlassen. Wir müssen weiterfahren, egal was passiert. Doch das fällt schwer. Denn die schreienden und blutenden Menschen sind keine Attrappen. Sie sind Wirklichkeit und im Zweifelsfall von den Taliban so grausam zugerichtet, damit wir in ihre tödliche Falle laufen.

Wir müssen also ›immer mit allem‹ rechnen. Jede Sekunde kann etwas außer Kontrolle geraten. Ich versuche, auf meinen Fahrten alle Vorgaben genauestens umzusetzen, und bin die ganze Zeit über hoch konzentriert und sehr, sehr angespannt. Wie bei einem Roboter tasten meine Augen jedes Detail in der Umgebung ab. Das strengt an, denn es gibt keine Routine. Unsere Ausfahrten sind abwechslungsreich. Mal führen wir Gespräche mit einem Sprachmittler, ein anderes Mal besuchen wir Kliniken und Kindergärten, um Spenden aus Deutschland zu übergeben. Wir treffen auf Lehrer, die Schulen aufbauen sollen, und begleiten Fachleute zu ihren Hilfsprojekten. Eigentlich sind es schöne Aufgaben. Aber man kann sie nicht genießen, da die Angst und die Vorsicht alles überlagern. Denn jede noch so harmlos wirkende Begegnung kann eine Falle sein. Nie darf man sich sicher fühlen und einen Augenblick die Vorsicht vergessen. Ständig muss man sich per Bordfunk rückversichern, dass alles in Ordnung ist, dabei immer das gesamte Umfeld mit teleskopartigen Augen beobachten. Bewegt sich dort jemand auffällig? Warum stehen dort drei Männer so eng zusammen? Warum überholt das Auto so schnell? Alltagssituationen müssen im Kopf sofort bewertet und eingeordnet werden. Und das innerhalb kürzester Zeit. Alles muss rasend schnell gehen. Man kommt nicht dazu, etwas zu Ende zu denken. Das strengt an.

Bei einem Telefonat mit meiner Mutter habe ich kürzlich versucht, ihr das zu erklären, und dabei als Vergleich eine Urlaubssituation geschildert.

»Erinnere dich daran, als wir in Italien waren und durch die Toskana gefahren sind. Da haben wir alle aus dem Fenster geschaut und die Eindrücke aufgesogen.«

»Stimmt«, meinte Mutti. »Und was ist jetzt anders?«

»Ganz einfach. Wenn du in Italien unterwegs bist und an einem Marktstand mit buntem Obst vorbeikommst, fragst du dich im selben Moment, wie die gelben großen Früchte eigentlich heißen und ob du die nicht vor ein paar Tagen als Nachtisch im Hotel bekommen hast. So geht es dir auch, wenn du Kleidung siehst. Du überlegst, ob dir so etwas auch stehen würde, und wenn du schönes Kunsthandwerk entdeckst, stellst du dir vor, ob es auch zu Hause gut aussehen würde.«

»Und was willst du damit sagen?«, fragte Mutti neugierig geworden nach.

»In Italien sausen in deinem Kopf viele Gedanken herum. Du erfreust dich an dem quirligen Alltagsleben, siehst aus den Augenwinkeln kleine Bars und schicke Cafés und bekommst Appetit und überlegt, ob du anhalten und eine Pause machen möchtest, stimmt's?«

»Ja, aber was hat das mit deiner Situation zu tun?«

»Mutti, wenn ich durch Kabul fahre, kommen solche Gedanken nicht auf. Wenn ich hier etwas sehe, schweifen meine Gedanken nicht ab, sondern es setzt ein Automatismus ein. Ich denke nicht wie in Friedenszeiten normal weiter, sondern packe das Gesehene in ein Gefahrenraster und unterziehe es einer sofortigen Prüfung. Und da es ums Überleben geht, erfolgt das alles in Rekordzeit, innerlich atemlos.«

»Jetzt verstehe ich, was du damit meinst, wenn du erzählst, dass eine Ausfahrt so ermüdend ist«, meinte Mutti daraufhin.

»Ja, denn das Hirn erbringt Höchstleistungen«, stimmte ich ihr zu. »Man muss es erlebt haben, um einzuschätzen, wie zehrend das ist. Diese allgegenwärtige Präsenz gemischt mit Angst, das saugt dich aus, macht extrem müde und erschöpft. Nach einer längeren Patrouillenfahrt ist jeder von uns hier fix und fertig.«

***

»Mann, das sieht aus wie zu Hause«, sagt mein Kamerad Uwe.

Ich nicke.

»Stimmt, ein bisschen wie bei dir in der Pfalz.«

Wir sind zu viert auf dem Rückweg von einem Außenposten, den wir mit Material versorgt haben, und noch circa eine Fahrstunde von Kabul entfernt. Es ist September 2006 und hinter den weit gestreckten Lehmmauern blinzelt tatsächlich Grün. Die Bauern pflanzen hier Gemüse an. Die Stimmung ist friedlich. Vor den Häusern dösen Ziegen. Ein paar Kinder spielen im allgegenwärtigen Staub. Am Horizont leuchtet der Hindukusch ockerbraun, davor schmiegen sich sanftgrüne Hänge. Es ist ein schönes Bild.

Vielleicht lassen wir heute in dieser idyllischen Abendstimmung ein paar Sekunden zu lange unsere Gedanken schweifen und übersehen deshalb etwas, das uns hätte warnen müssen. Vielleicht hätten wir aber auch gar nichts erkennen können. Ich weiß es nicht. Jedenfalls wissen wir nicht, woher plötzlich die Schüsse kommen.

»Stracki, gib Gas«, ruft der Kommandant von der hinteren Luke.

»Kopf runter«, ruft Uwe, der jetzt hinter mir sitzt. Ich höre nur »Pin, Pin, Pin«, das blecherne Geräusch, wenn Kugeln auf das Metall einschlagen. Wir werden beschossen!

»Woher kommt der Angriff?«, fragt mein Kommandant uns und gleichzeitig den Kommandanten im Fahrzeug hinter uns.

»Ich sehe nichts!«, antworten wir alle.

»Keine weiteren Vorkommnisse auf der Strecke«, meldet das Lager.

Ich atme innerlich auf. Vielleicht haben wir uns getäuscht.

Aber da ist es wieder, das Pin, Pin, Pin.

»Lass uns abhauen, schnell!«, ruft der Kommandant, und seine Stimme klingt hektisch.

Auf der Straße liegt ein toter Esel. Ist das jetzt nur ein Zufall?

Während ich abbiege, um so schnell wie möglich wieder zur Hauptstraße zu kommen, setze ich die Meldung ab.

»Beschuss, verdächtiger Tierkadaver.«

Ich funktioniere genau so, wie man es mir beigebracht hat.

Nur äußerlich ruhig steuere ich den schweren Transportpanzer aus der Gefahrenzone, und die Angst lässt mich auf Hochtouren arbeiten.

Nur weg, so schnell wie möglich, hämmert es in meinem Kopf, und ich blende alles andere aus.

Circa eine Stunde rattern wir so in Richtung Lager. Es ist sehr heiß, wir sitzen in voller Ausrüstung in dem Fahrzeug, mit Helm, Funkgerät, Weste. Der Schweiß läuft mir in Strömen über das Gesicht. Zum Trinken fehlt die Ruhe.

Als wir endlich das rettende Lager in Sichtweite habe, sehe ich eine Kinderleiche am Weg liegen. Es ist ein Junge, seine beiden Beine sind abgerissen. Der Rumpf liegt in einer riesigen Blutlache. Für einen kurzen Moment blicke ich aus dem Fenster in seine weit aufgerissenen starren Augen. Er ist höchstens sechs Jahre alt und musste nur wenige Hundert Meter vor unserem Lagertor jämmerlich verbluten. Verdammter Krieg!

Ich sehe bei fast jeder Ausfahrt Leichen. Entsetzlich entstellte, verweste Körper, oder scheinbar schlafende friedliche Gestalten, bei denen man erst auf den zweiten Blick erkennt, dass ein Teil des Gewandes blutgetränkt ist. Es klingt zynisch und grausam, aber man gewöhnt sich daran. Die Angst lässt keine Zeit, die Bilder an sich herankommen zu lassen. Sie rauschen vorbei wie eine Landschaft, die man in Deutschland aus einem fahrenden Zug heraus beobachten kann. Waldstück, Straße, Hof, Firmengelände –

so rattern die Bilder in Deutschland an einem vorbei. Hier ist es Leiche, Panzer, Schrott, Leiche. Man nimmt es kaum mehr wahr. Schlimm ist, dass man nicht die Augen schließen kann, sondern all das Grauen mitnimmt.

Nach dieser Ausfahrt ist es besonders schlimm. Vielleicht war es der Blick in diese schokoladenbraunen Kinderaugen, der mich so tief getroffen hat. Es war ein kleiner Junge, der bestimmt gern Fußball spielte und in der Schule etwas lernen wollte. Er hätte sich riesig über unsere Buntstifte gefreut, die wir schon so oft in anderen Schulen verteilt haben. Ich würde ihm so gern eine ganze Kiste davon schenken. Jetzt ist er tot, vermutlich zerrissen von einer Mine. Warum lässt Gott das alles hier zu?

An diesem Abend genehmige ich mir ein kaltes Bier in der Betreuungseinrichtung mit dem Spaßnamen »Coyote Ugly«. Aber ich kann es nicht genießen. Mich sehen immer diese Kinderaugen an. Nein, nicht nur an. Sie stoßen in meine Seele wie ein Pfeil und bohren sich ganz tief hinein.

»Hier, nimm«, sage ich leise und schiebe die Dose meinem Kameraden hin, der sich gerade zu mir gesetzt hat. »Mir schmeckt es heute nicht!«

»Ist was los, Stracki?«, fragt er, als ich aufstehe und weggehen will.

Ich schüttele den Kopf.

»Nee, nee, es ist nur so verdammt heiß heute. Ich lege mich hin.«

Als ich allein über den Sandboden zu meinem Container schlurfe, geht es mir nicht gut. Ich bin todmüde, meine Füße brennen und mein Kopf schmerzt. Vielleicht lenkt mich das Fernsehen ab. Es läuft ein Krimi. Aber ich kann mich gar nicht darauf konzentrieren. Ich würde gern schlafen, bekomme aber in dieser Septembernacht kein Auge mehr zu. Ich bin 24 Jahre alt. In meiner Heimat gehen meine Schulfreunde jetzt an einen See, spielen Billard oder hocken in der Kneipe. Und ich bin in einem Land, in dem ich überwachen, sichern, ausbilden soll. So lautet der Auftrag der Bundeswehr als Teil der internationalen Schutztruppe ISAF. »Sie sollen den Menschen helfen, ihr Land wieder aufzubauen und in Sicherheit zu leben«, hat man mir bei der Verabschiedung in Deutschland gesagt. Ich weiß nicht, wie oft ich diese Sätze in der letzten Zeit gehört habe und anfangs bin ich richtig stolz darauf gewesen, Teil so einer großen Aufgabe zu sein. Aber was hier passiert, ist etwas anderes.

* * *

Noch in der Nacht schreibe ich meinen Eltern eine lange Mail. Es beruhigt mich, meine Gedanken zu ordnen. Ich erwähne allerdings nicht, was ich draußen sehe. Ich schreibe nur, was hier im Lager passiert und wie wir Soldaten leben. Ich schildere das eintönige Essen, die Langeweile in der Freizeit und die Eintönigkeit in der ockergelben Lagerumgebung. Wir sind wie in einem Käfig. Es ist komfortabel, keine Frage, aber eben auch beschränkt.

»Es geht mir gut hier im ›Camp Warehouse‹, aber obwohl ich hier mit so vielen Menschen zusammenlebe, fühle ich mich oft einsam. Es fehlt das Vertraute, das man nur in der Heimat spürt. Dazu fühle ich mich eingesperrt. Ich möchte mich einfach in ein Auto setzen und losfahren können. In die Berge oder an die See, nach Berlin oder nach Köln. Aber hier ist meine Welt nach wenigen Hundert Metern zu Ende, und ich stehe vor einem meterhohen Zaun.«

Man empfindet das oft so, besonders, wenn man Freizeit hat.

Ich schreibe meinen Eltern aber auch, wie sehr ich sie liebe und vermisse und dass sie die besten Eltern sind, die ich mir vorstellen kann.

Die Entfernung macht sensibel. Hier am Hindukusch merke ich, wie sehr wir einander brauchen. Es ist schön, dass ich so eine wunderbare Familie habe.

Am nächsten Morgen gehe ich wieder in den Marketender-Shop, kaufe für meine Eltern Parfüm. Später setze ich mich an den PC und bestelle für Mario ein Fahrwerk für sein erstes Auto und lasse es ihm direkt nach Hause schicken. Ich will ihnen allen eine Freude machen. Sie sollen merken, wie oft ich an sie denke. Und ich schreibe ihnen auch, dass ich mir am liebsten täglich Nachrichten von ihnen wünsche. Vor einer Woche habe ich ein Paket von zu Hause bekommen mit allen Süßigkeiten, die ich gern mag und schon als Kind am liebsten gegessen habe. Ich gebe zu, dass mir beim Öffnen die Tränen kamen. Mama, ich danke dir.

* * *

»Verdammt, Jungs, ich habe meine Erkennungsmarke vergessen. Wartet einen Moment!« Mit einem Satz springe ich vom Fahrersitz des Fuchspanzers, murmele, »fünf Minuten, bin gleich wieder da.«

»Mensch, Stracki, lass den Quatsch«, versucht mein Beifahrer mich zu stoppen. Aber ich bin nicht aufzuhalten und renne quer durch das Lager zu meinem Container. Die Marke und mein Glücksbringer, die Amsel meiner Uroma, sind beides Anhänger an einer Kette, die direkt am Bett liegt. Ich habe sie gestern vor dem Einschlafen abgenommen. Ich muss sie holen. Ohne Omas Amsel setze ich keinen Fuß vor die Lagertür. Wenn sie nicht auf mich aufpasst, fühle ich mich vogelfrei.

Als ich mit der Marke und dem Vogel um den Hals wieder auf den Fahrersitz rutsche, sind zehn Minuten vergangen. Zehn Minuten, die bald unendlich kostbar sein werden.

Es ist der 4.9.2006, und wir müssen heute nach Kabul zum Hauptquartier der ISAF. Unser Auftrag lautet wieder einmal »Wechsel von Frequenzen«, und wir sind dieses Mal dafür mit zwei Fahrzeugen unterwegs. Wir kommen gut durch und können exakt genauso wie geplant schon nach einer Stunde in die Straße zum Hauptquartier einbiegen.

Ich denke noch »Gott sei Dank« und »höchstens noch knappe zehn Minuten, dann sind wir da!«

Aber dazu kommt es nicht mehr. Denn in dem Moment drückt uns ein gigantischer Knall von den Sitzen. Die Druckwelle ist so schlimm, dass sich das schwere Fahrzeug vom Boden hebt. Als wir uns aufgeschreckt umdrehen, sehen wir ein großes Loch in der Straße, darum herum brennende Wrackteile und bestimmt zehn Verletzte. Ich sehe verstümmelte, blutende Körper, höre Schreie, Wimmern, die Sirenen eines Krankenwagens. Über Funk dröhnen mir die Warnungen von der Zentrale im Ohr. Ständig kommen neue Funksprüche herein, alles überlagert von einem quälenden Fiepen. Aber eines höre ich deutlich: Wir sollen auf keinen Fall anhalten, sondern sofort zum Hauptquartier durchfahren, egal wie.

»Umdrehen, sofort umdrehen«, ruft der Kommandant. Um uns herum herrscht absolutes Chaos. Die afghanische Polizei ist sofort zur Stelle. Die Straße wird abgesperrt.

»Zurück geht nicht«, brüllt mein Kamerad, und ich sehe, dass er am ganzen Körper zittert.

»Nur nicht durchdrehen jetzt«, sage ich zu mir selbst und versuche, ruhig zu bleiben. Aber ich hatte noch nie in meinem Leben so viel Angst wie jetzt. Es waren nur ein paar Minuten, die wir uns verspätet haben, weil ich die Amsel holen wollte. Wenn wir pünktlich losgefahren wären und vielleicht nicht so gut durchgekommen wären, hätte auch uns die Bombe in Stücke reißen können. Sie war, wie ich später erfahre, mit 15 Kilo TNT gespickt. Die Amsel, sie war ein Zeichen. Ich sollte sie holen. Meine Vergesslichkeit hat mir und meinen Kameraden vielleicht das Leben gerettet. Zumindest für diesen Moment.

»Los, fahr um den Kreisel herum und dann direkt geradeaus ins Quartier. Los, Stracki, gib Gas. Wir müssen hier weg.«

Ich gebe Gas, mal wieder, und halte das Steuer mit beiden Händen so fest wie ich kann. Aber meine Beine zittern, mein Herz rast, und ich habe das Gefühl, als laufe mein Körper von Adrenalin über. Alles in mir ist auf Überleben aus. Ich will mein Leben und das meiner drei Kameraden retten, den Wagen sicher ins Quartier steuern.

Hier bleiben wir den Rest des Tages und vertreiben uns die Zeit mit Nachrichten hören, Essen und Smalltalk. Die Stimmung ist gedrückt. Wir haben Angst, denn wir müssen ja noch zurück ins Lager.

Draußen herrscht noch stundenlang Chaos, da niemand weiß, ob es nicht noch weitere Sprengsätze gibt. Die afghanische Polizei dreht jeden Stein um, durchsucht Häuser und Geschäfte, bevor die Bedrohungslage aufgehoben wird und wir losfahren dürfen. Aber wir haben alle kein gutes Gefühl. Es ist schon dämmerig. Die Straßen sind schlecht beleuchtet. Uns steckt noch die gewaltige Explosion in den Knochen, und wir sind froh über jeden Meter, den wir Richtung Lager vorankommen. Im Auto ist es die ganze Zeit über still. Den Tod vor Augen, wird man schweigsam. Warum ist Deutschland so weit weg?

»Wo sind die Jungs hinter uns? Sind sie noch da?«, fragt schließlich einer der Kameraden auf dem Rücksitz. Ich höre deutlich seine Aufregung heraus. Hoffentlich macht er nicht schlapp. Wir dürfen jetzt nicht unruhig und dadurch unkonzentriert werden. Wir müssen hoch fokussiert bleiben. Ein Fehler kann uns das Leben kosten.

Das Taxi? Es kommt mir so ungewöhnlich schnell entgegen. Soll ich ausweichen? Zu spät. Der gelbe Wagen fährt direkt auf uns zu. Wenn jemand jetzt den Sprengstoff zündet, ist es vorbei. Mir wird warm. Ich sterbe. Doch das Taxi fährt vorbei und nichts passiert. Als wir nach weiteren dreißig Minuten voll geballter Anspannung durch die Tore ins Lager rollen, bin ich von dem Stress und der Belastung total erschöpft. Die ununterbrochene Angst, die Hitze, der Staub, die Sorge um das Leben der Kameraden. Ich bin fertig.

In unsere Containerbetten geht jetzt niemand von uns. Wir müssen reden. Klar hat man uns auf solche Momente der unmittelbaren Lebensgefahr vorbereitet. Aber Übungen in Deutschland sind eine Sache, ein Ernstfall vor Ort eine andere. Todesangst kann man nicht üben. Sie packt wie eine graue Faust nach dir, schnürt dir die Luft ab und zeigt dir, wie zerbrechlich du bist. Egal, was man bei den Übungen eingetrichtert bekommt. Egal, was man mit uns geübt hat. Wenn dich der Ernstfall erwischt, denkst du nicht mehr viel darüber nach, was du geübt hast. Du funktionierst aus dem Bauch heraus, spulst ab, was du glaubst, dass es dein Leben rettet.

»Es ist gutgegangen, Jungs«, sage ich zu meinen Kameraden und höre selbst, dass meine Stimme vor Anspannung vibriert.

»Mensch, Stracki, das hat du toll gemacht. Weißt du, ich hatte eine Scheiß-Angst«, meint Kamerad Roco, der hinten saß, und klopft mir anerkennend auf die Schulter.

»Lass uns hierbleiben und ein Bier trinken gehen. Wir haben es verdient«, meint Walter, mit dem ich meine Stube teile.

Niemand widerspricht ihm. Wir wollen alle nicht allein sein. Wir brauchen einander. Um zur Ruhe zu kommen, um das Erlebte im Gespräch zu verarbeiten und um morgen irgendwie weitermachen zu können.

* * *

Für mich wird der Tag zur Wende. Ich bin innerlich von ganz oben nach ganz unten gedonnert. Meine schwärmerische Soldatenromantik, meine hehren Sätze von der Verteidigung der Heimat, all das sehe ich jetzt mit anderen Augen. Ich bin so geschockt, weil ich nicht wirklich vorbereitet worden bin. Das alles hier ist nicht wie angekündigt ›Überwachen, Sichern, Ausbilden‹. Das alles hier ist Krieg. Wir fahren Tag für Tag vorbei an Leichen, die in der Sonne liegen. Es sind Kopfschuss-Opfer oder vergewaltigte und totgeschlagene Frauen, wir sehen skelettierte Leichen und verzweifelte Angehörige, die ihre Toten beweinen oder starr neben ihnen ausharren. Manchmal sind sogar die Leichen noch mit Sprengstoff versehen, und die Angehörigen können sie nicht mal mehr beerdigen, sondern müssen zusehen, wie sie langsam verwesen. Ich habe bestialische Gewalt gesehen und hatte keine Vorstellung, dass so etwas möglich ist.

Deutschland ist weit weg und ich bezweifele, dass ich unsere Freiheit hier am Hindukusch beschütze. Als Soldat muss man bereit sein, für sein Vaterland zu kämpfen und im allerschlimmsten Fall auch zu sterben. Ich will nicht in Afghanistan sterben. 5000 Kilometer fern der Heimat sind mir zu viel.

Ich habe schon einmal diesen Einsatz hier infrage gestellt. Es ist erst wenige Wochen her, als uns auf Patrouille die Kugeln um die Ohren flogen. Damals habe ich später allein im Bett gelegen, gegrübelt und keine Antwort auf die Frage gefunden, ob es Deutschland und seiner Bevölkerung etwas bringt, wenn seine Soldaten hier sind.

Jetzt sitzen wir im großen Kreis und fragen uns alle, ob es einen Sinn hat, dass wir hier sind und unseren Kopf hinhalten. Den Tod vor Augen, wird man kritisch.

»Wir sind Teil des Problems geworden, nicht Teil der Lösung«, meint Philipp. »Wir werden als Feinde und Aggressoren wahrgenommen und nicht als Friedensstifter.«

Ein Kamerad pflichtet ihm bei. »Es wäre sinnvoller, die Milliarden, die in die Bundeswehr fließen, für zivile Hilfe zu verwenden. Denn hier sorgen wir nur noch für mehr Instabilität und stützen ein korruptes, in den Drogenhandel verstricktes Regime.«

Auch Till haut in die Kerbe. »Dieser Krieg hat kein klares strategisches Ziel, und Fortschritte sind nicht zu erkennen. Ich kann mir nicht vorstellen, wie hier ein erfolgreiches Ende aussehen könnte.«

Ich fühle mich auch hin- und hergerissen von den Argumenten. »Wenn wir abziehen, wird Afghanistan garantiert noch mehr zum Zufluchtsort für Terroristen. Ich glaube nicht, dass die afghanische Regierung selbst für Sicherheit und Stabilität sorgen kann«, werfe ich ein. »Wenn wir Afghanistan jetzt im Stich lassen, waren ja alle unsere Aufbauversuche umsonst.«

»Und wie lange sollen wir hier weitermachen?«, fragt Philipp. »Irgendwann müssen wir hier weg, und dann bricht sowieso alles zusammen. Also können wir auch gleich gehen, Geld sparen und Menschenleben schonen.«

Wir diskutieren heftig, kommen aber zu einer klaren Einstellung: Das hier ist alles ohne dauerhaften Erfolg! Wir Soldaten stehen längst nicht mehr hinter unserem Einsatz, und zusätzlich bedrückt es uns, dass wir weder in der Heimat noch hier für unsere Arbeit Anerkennung finden.

»Ich traue mich in Deutschland in der Uniform kaum auf die Straße. Ich will nicht als Kindermörder beschimpft werden«, meint Till. Und Ingo, unser Zugältester, meint: »Aber hier sind wir auch nicht wohlgelitten. Ich fühle mich in eine Falle gelockt. Hätte ich geahnt, was mich erwartet, hätte ich mich niemals zu einem Einsatz gemeldet, ach was, ich wäre gar nicht zur Bundeswehr gegangen.«

»Aber du hast doch gewusst, dass dazu auch im Notfall der Einsatz gehört?«, sage ich jetzt. Ingo lacht: »Und was ist mit der Friedensarmee? ›Friedenssicherung und globaler Auftrag‹ sind die Schlagwörter. Krieg gehörte nie dazu, und wenn ich kämpfe, dann möchte ich wissen, wofür.«

Als wir zu unseren Containern gehen, sind wir einsilbig. Die Sinnlosigkeit unseres Einsatzes ist uns heute noch einmal besonders bewusst geworden.

* * *

Ich möchte die Augen schließen, aber darf es nicht. Seit einer Stunde habe ich Wachdienst am Lagertor. Ich stehe hinter einer Schleuse, die Schusswaffe im Anschlag, und meine Aufgabe ist es, auf jede noch so kleine Unregelmäßigkeit zu achten. Welches afghanische Personal darf hinein? Sind die Ausweise korrekt? Ist jemand bewaffnet? Jedes noch so vertraute Lächeln darf mein Misstrauen und meine Vorsicht nicht schmälern. Auch der Polizist, der seit

Wochen jeden Morgen das Tor passiert, kann mittlerweile von den Taliban aufgestachelt, abgeworben oder erpresst worden sein und jetzt ein Attentat planen. Grenzenloses Misstrauen bestimmt mein Handeln. So habe ich es gelernt, und so setze ich es um. Und es ist bitter nötig. Denn die Stimmung im Land ist gekippt. In den letzten Tagen habe ich in Kabul brennende Deutschlandfahnen gesehen und Afghanen, die uns nicht mehr, wie zu Beginn meines Einsatzes, freundlich zuwinken, sondern drohend ansehen, den Daumen nach unten weisend. Kameraden sind sogar mit Steinen beworfen worden. Wir sind nicht mehr willkommen, und der Tod rückt näher.

Wie nah, das beweist der Tod von zwei deutschen Journalisten, die vor wenigen Tagen im Norden des Landes erschossen worden sind. Das Pärchen hat für die »Deutsche Welle« gearbeitet, und ich habe sie vor Kurzem bei einem Besuch im Hauptquartier kennengelernt. Sympathische junge Menschen, die informieren und aufklären wollten und die für ihr Engagement mit dem Leben bezahlt haben.

In diesem Land sind Tod und Elend allgegenwärtig, und heute ist das auch für mich grausame Gewissheit, denn draußen vor dem Tor liegen Minenopfer. Zwei einheimische Männer, schwer verletzt. Sie stöhnen vor Schmerzen.

»Help, help«, presst der jüngere von beiden verzweifelt heraus. Sein Körper zuckt. Er streckt seine Hand in meine Richtung aus. Und dann formuliert er noch einmal das Wort »Help«, bevor sein Kopf zur Seite sackt.

Ich sehe auf das weiße Hemd, auf dem sich ein dunkelroter Blutfleck ausbreitet. Doch der Brustkorb hebt und senkt sich noch regelmäßig. Der zweite, wesentlich ältere Mann sagt nichts mehr.

Doch auch er lebt noch, denn ich kann erkennen, dass seine Augenlider zucken.

Eine Gruppe von Einheimischen hat die beiden Männer dort hingelegt. Sie erhoffen sich Hilfe von uns. Aber wir dürfen unseren Posten nicht verlassen. Die Gefahr ist zu groß, dass sich selbst dahinter ein Anschlag verbirgt und die geschundenen Körper vermint worden sind. Natürlich habe ich die Lagerleitung sofort über die Verletzten informiert. Ein afghanischer Krankenwagen ist auf dem Weg. Aber bis der kommt, kann es für die beiden Männer zu spät sein. Wir haben hier ein modernes Feldlazarett und könnten helfen, neben überwachen, sichern und ausbilden auch Leben retten. Aber unsere strikten Vorschriften lassen das nicht zu.

»Help, help«, höre ich wieder, aber deutlich leiser als beim ersten Mal. Ich sehe auf die Uhr. Dieser schwer verletzte arme Kerl liegt hier schon über zehn Minuten. »Lieber Gott, lass ihn nicht sterben«, sage ich leise und sehe für einen kurzen Augenblick zum Himmel. »Komm, lieber Gott, gib ihm eine zweite Chance. Er hat bestimmt eine Frau, Kinder.« Und dann sehe ich noch einmal nach oben, jetzt zu meiner Uroma. »Oma Helene, hilf ihnen!«

Doch meine Gebete verhallen ungehört. Noch einmal bewegt sich seine Hand, und jetzt dreht er auch seinen Kopf zu mir. Er ist hübsch, hat ein junges, klares Gesicht. Ich kann ihn schlecht schätzen, aber er ist höchstens 20 Jahre alt. Ob es Vater und Sohn sind, die man uns vor das Tor gelegt hat? Sind es gar Schussverletzungen nach einer Art Hinrichtung? Vielleicht sind die beiden von unserem einheimischen Personal, und man hat sie erst gefoltert, damit sie Geheimnisse preisgeben, und dann zur Abschreckung hier abgelegt. Alles ist möglich. In diesem Land kennt die Grausamkeit keine Grenzen.

Und so stehe ich hier, halte Ausschau und warte auf den Krankenwagen, während keine 25 Meter von mir entfernt zwei Menschen um ihr Leben kämpfen. In diesem Land ist das Sterben auf der Straße Alltag. Für mich nicht. Ich kann mir auch nicht vorstellen, dass ich mich jemals daran gewöhne.

Noch einmal sehe ich auf den jungen Mann, unsere Blicke treffen sich, für den Bruchteil einer Sekunde. Dann brechen seine Augen. Ich weiß, dass er jetzt stirbt, das Leben aus seinem Körper geht. Lieber Gott, warum? Help, help, ich habe es gehört. Warum du nicht?

Der Krankenwagen kommt, als meine Schicht zu Ende geht, genau 30 Minuten später. Der Mann vor dem Lagertor ist zu diesem Zeitpunkt schon mehr als 15 Minuten tot.

Kapitel 5

»Sandro, was ist los?« fragt mich meine Mutter. Ich brumme erst ein »gar nichts« und dann »ich habe einfach keine Lust auf dieses Weihnachtstheater!«

Es ist der 10. Dezember 2006, der zweite Advent. Ich bin seit zwei Wochen aus dem Einsatz zurück und besuche meine Eltern in meiner Heimatstadt Bautzen. Wiedergesehen haben wir uns schon Anfang Dezember. Meine Eltern sind extra für mich zum Leipziger Flughafen gekommen, um mich direkt nach meiner Ankunft in Deutschland wieder in die Arme nehmen zu können. Mutti hat mich fest gedrückt und immer wieder geküsst, als könnte sie gar nicht glauben, dass ich wirklich wieder da bin. Papa hat mich so fest umarmt, dass ich gar keine Luft mehr bekommen konnte. Ich habe mich riesig über diesen Empfang gefreut, denn sie haben gewusst, dass ich nur wenig Zeit für sie habe, da ich noch in der Nacht weiter nach Murnau fahren würde, mehr als 500 Kilometer. Ich musste mich nämlich erst offiziell zurückmelden, bevor ich meinen Urlaub nehmen konnte.

Und jetzt bin ich endlich wieder in Bautzen. Mutti kocht ständig für mich. Es gibt mal mein Lieblingsessen, Schnitzel mit Kartoffeln und Rotkraut, mal Gulasch oder Rinderbraten. Heute sind wir in die Stadt gefahren und bummeln über den Weihnachtsmarkt.

Ich liebe die Adventszeit. Ich mag die Lichter, die besinnliche Stimmung, den Kerzenschein und den Glühwein. Zumindest war das bisher so. Aber heute kann ich mit dem ganzen Firlefanz nichts anfangen. Die bunten Laternen erinnern mich an Einsatzlichter, der Geruch, der von der Bratwurstbude herüberweht, an verbranntes Menschenfleisch, und am allerschlimmsten ist die Enge. Ich ertrage diese Menschenmassen nicht. Die Enge, das Berührtwerden, vor allen Dingen das »nicht Wegkönnen«. Das quält mich. Ich fühle mich umzingelt, eingekesselt, ich will raus hier, sofort.

»Sandro, was ist los?«, bohrt meine Mutter schon wieder.

»Lass mich«, zische ich und wundere mich, dass die Worte so harsch aus meinem Mund kommen.

Mutti sieht mich irritiert an. Mein Vater und Mario haben von all dem nichts mitbekommen. Sie sind schon etwas vorgegangen. Aber ich will mich nicht erklären, ich will einfach nur weg. Und zwar jetzt, sofort.

Und dann passiert es. Jemand zieht an meiner Jacke, hält mich zurück. Ich reagiere unwillkürlich, indem ich mit einem scharfen Ruck meinen Ellenbogen nach hinten stoße. Im selben Moment drehe ich mich um und schreie, so laut ich kann »Verschwinde!«

Und dann sehe ich erst die Katastrophe. Es war meine Mutter, die mich festhalten wollte, und ich habe sie in meiner Unbeherrschtheit so stark gestoßen, dass sie jetzt mit schmerzverzerrtem Gesicht ihren Arm festhält. Sie hat fast Tränen in den Augen, und einige Menschen stehen um uns herum und beobachten fassungslos das aggressive Spektakel. Mein Vater kommt angelaufen. Er hat mei-

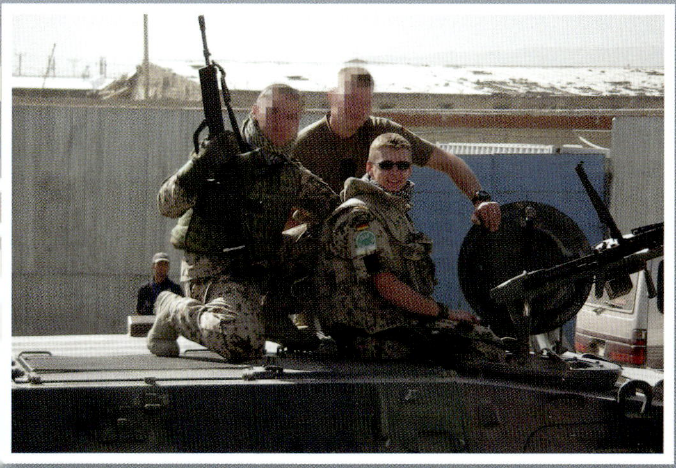

Zwei Kameraden und ich auf einem TPz 2006 in Kabul

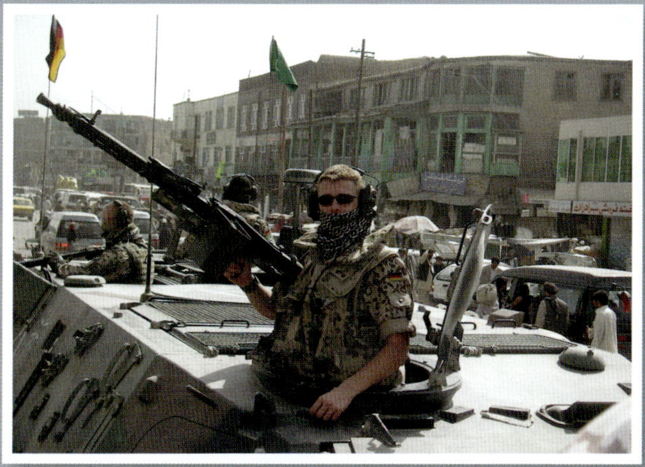

Ich als MG-Schütze in Kabul

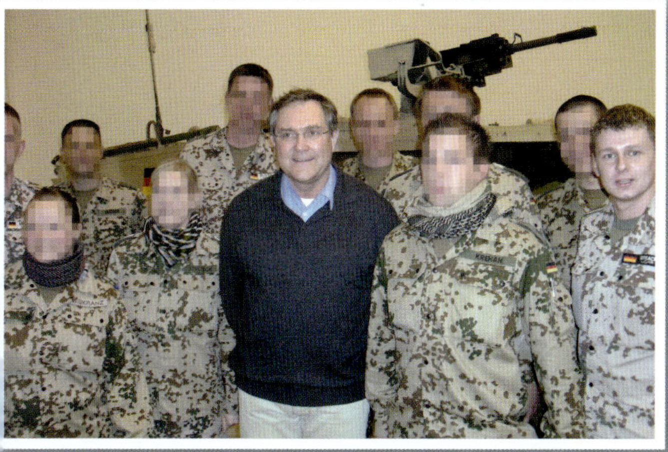

Verteidigungsminister Jung zu Besuch in Masar-e-Sharif

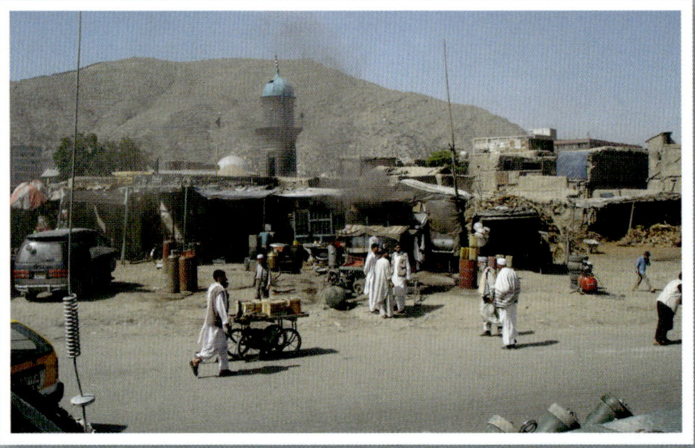

Auf dem Weg von Camp Warehouse nach Kabul

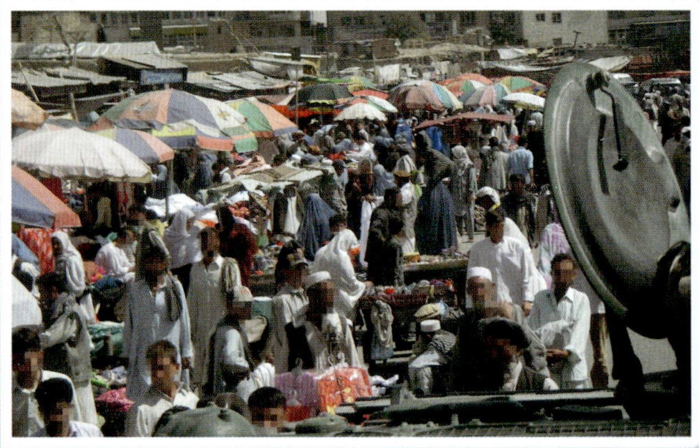

Marktszene in Kabul

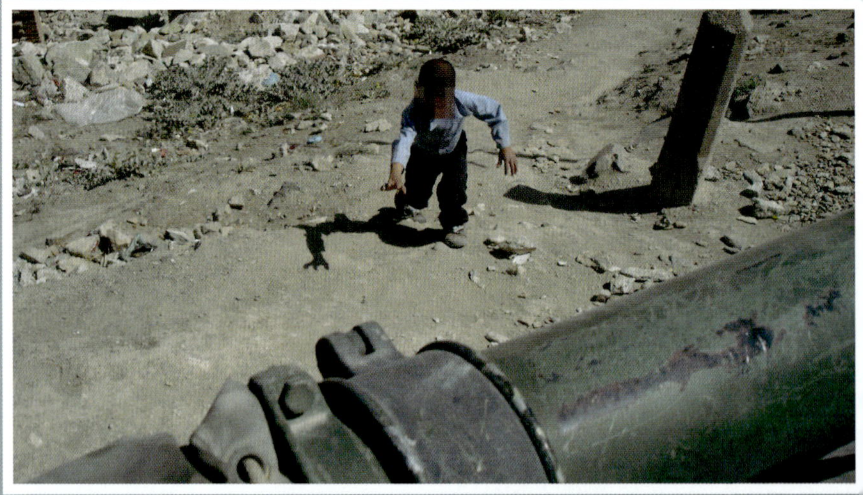

Kinder laufen oft auf Panzer zu, weil sie Geschenke oder manchmal auch schlicht Wasser von den Soldaten wollen

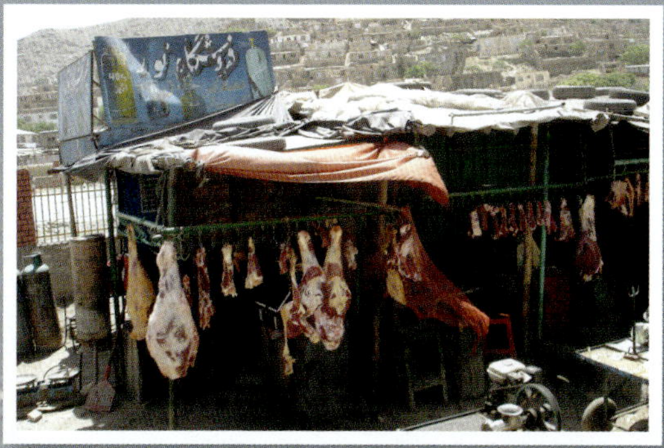

Eine Schlachterei in Kabul

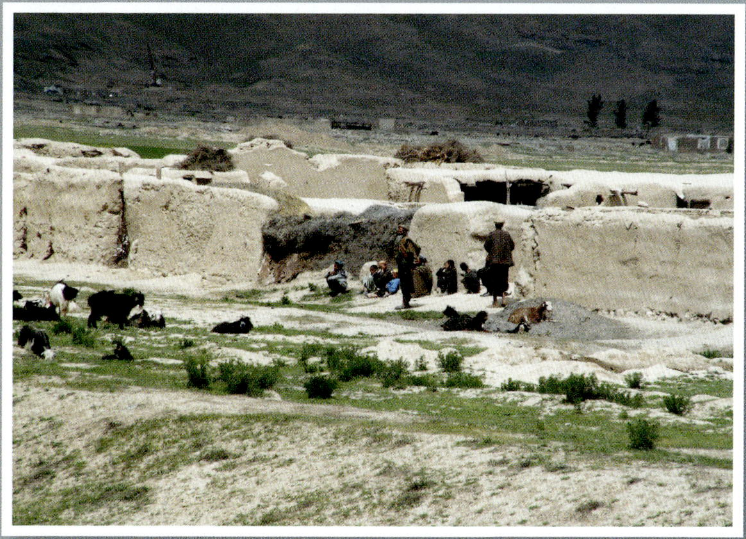

Ziegenhirten am Stadtrand von Kabul

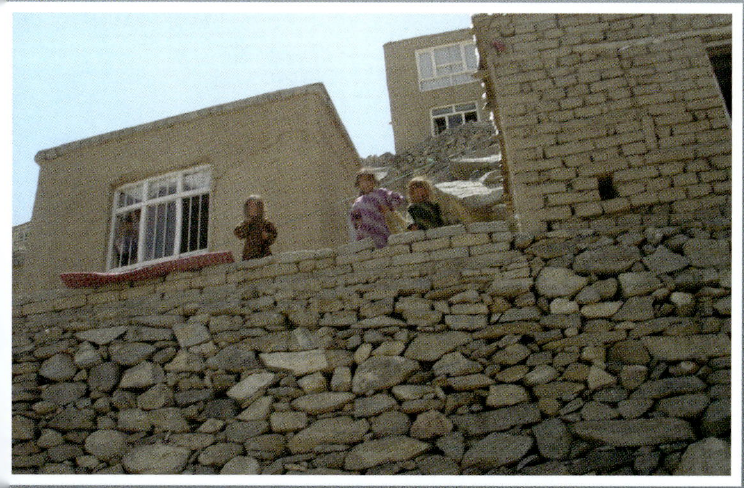

Unter ständiger Beobachtung

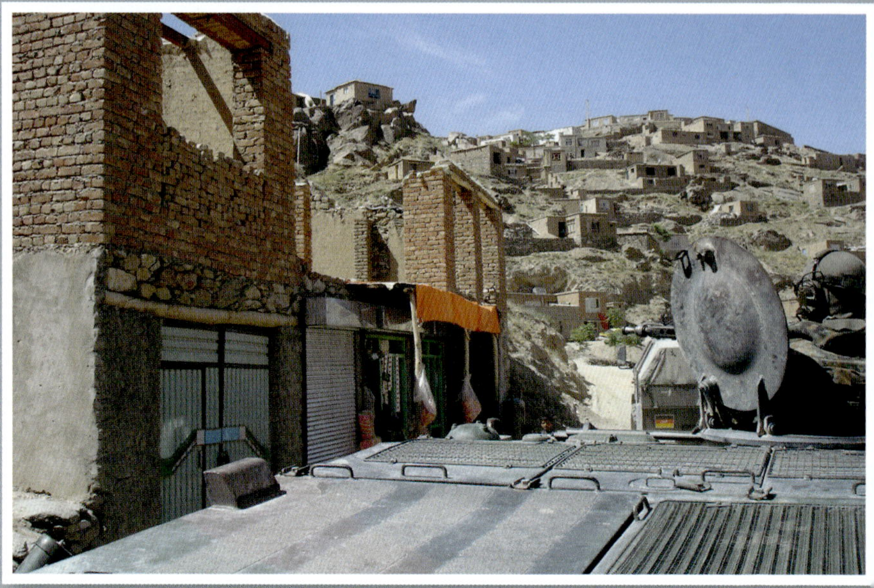

Zerstörte Häuser am Stadtrand von Kabul

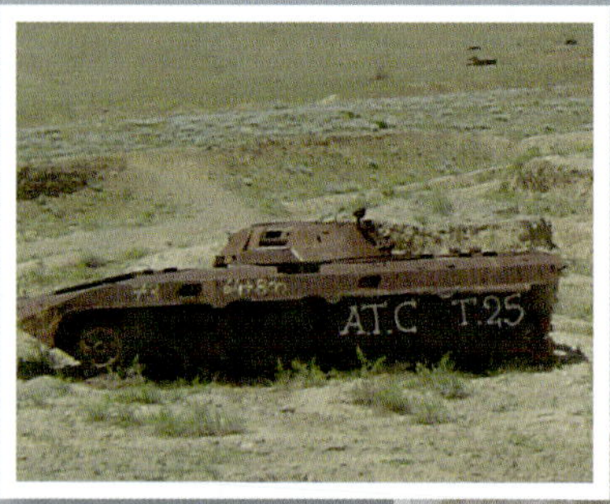

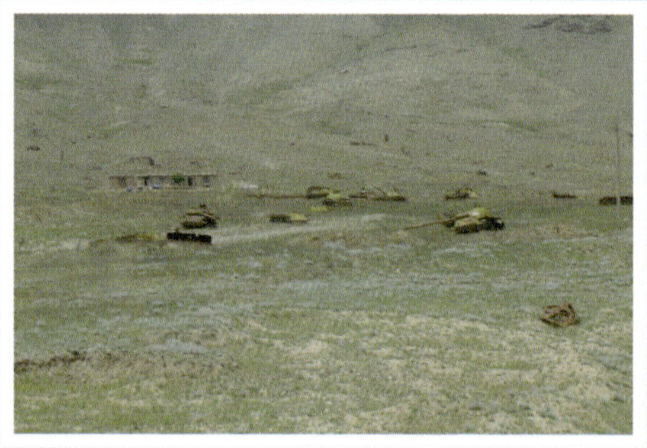

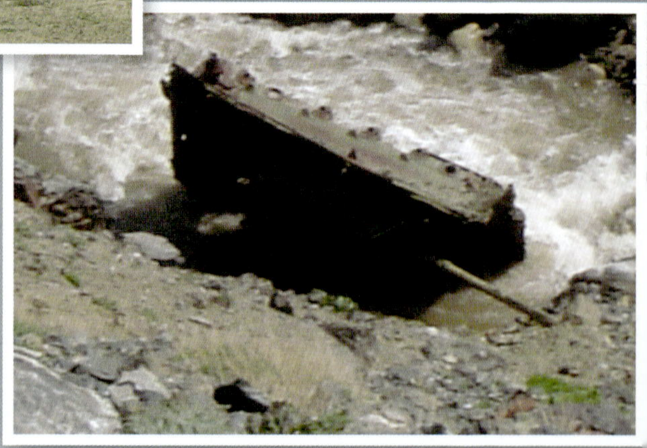

Überall am Weges-
rand finden sich
zurückgelassene
russische Panzer

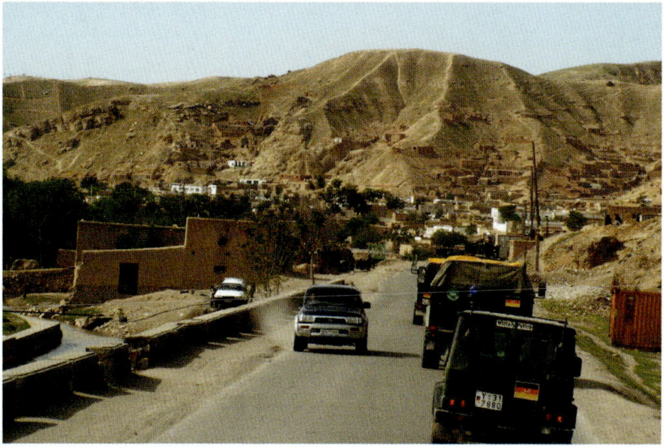

Auf dem Weg zur Funkerprobung im Umland Kabuls

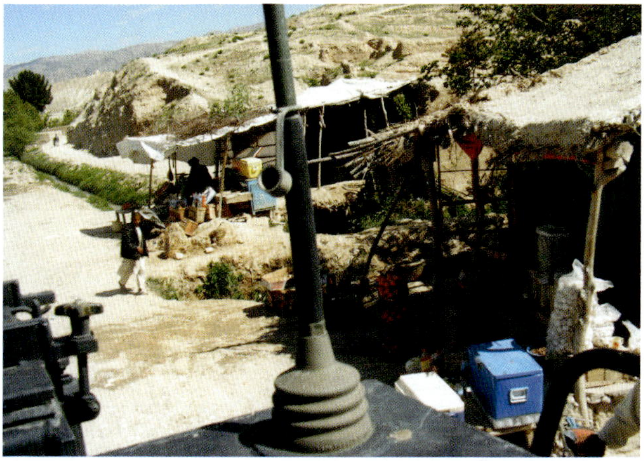

Kleine Geschäfte säumen den Straßenrand

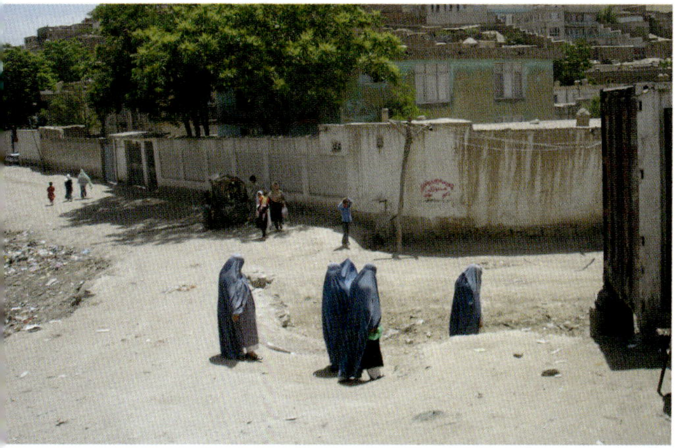

Typisches afghanisches Dorf

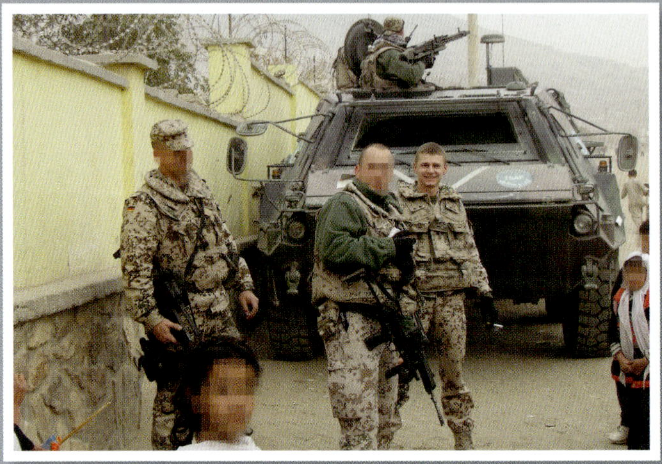

Besuch eines Kinderheims. Wir haben dort Geschenke verteilt.

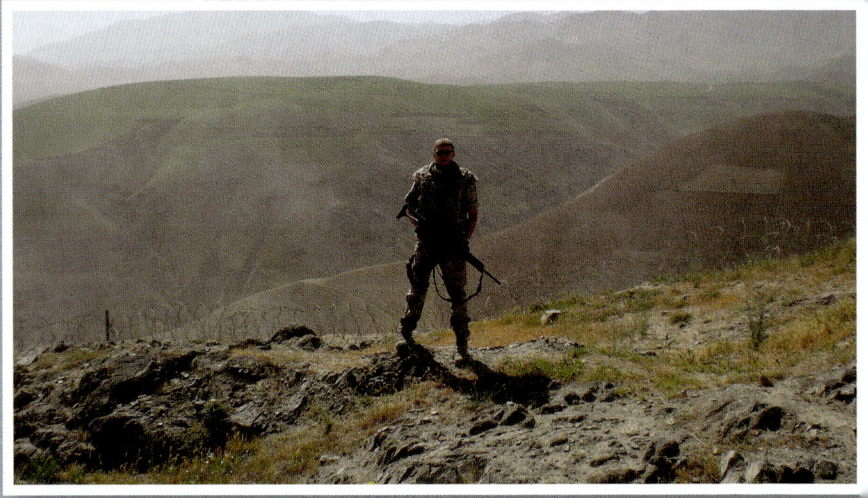

Antennenwartung beim Camp Feyzabad

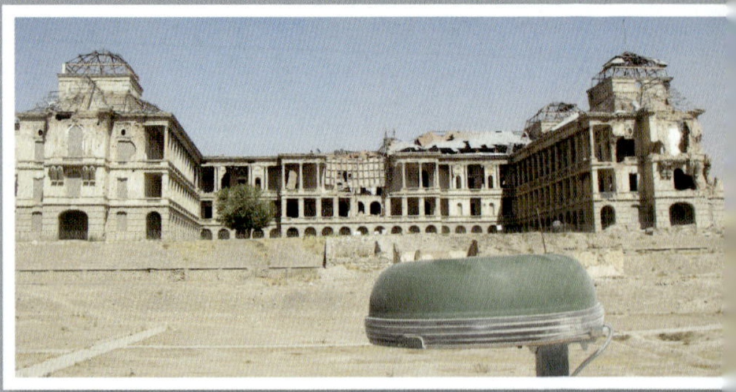

Der zerstörte Königspalast in Kabul

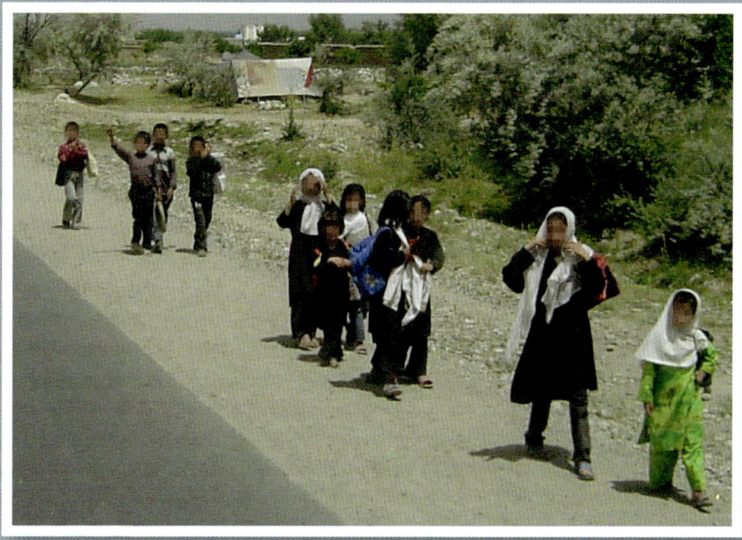

Kinder eobachten uns auf unserem Weg

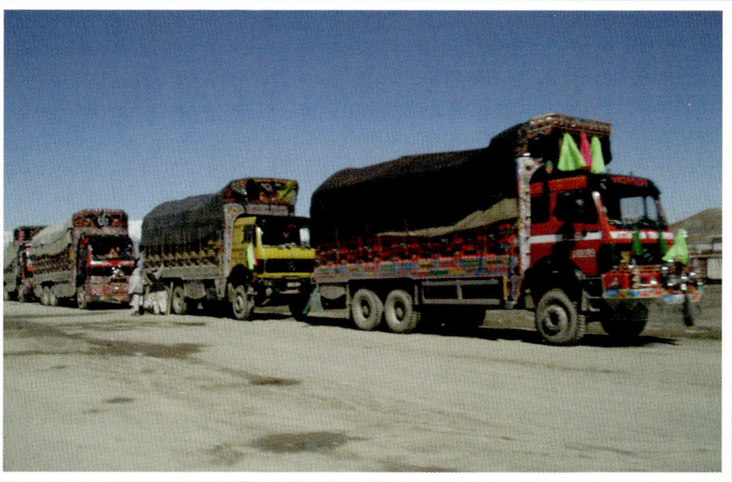

Geschmückte Laswagen

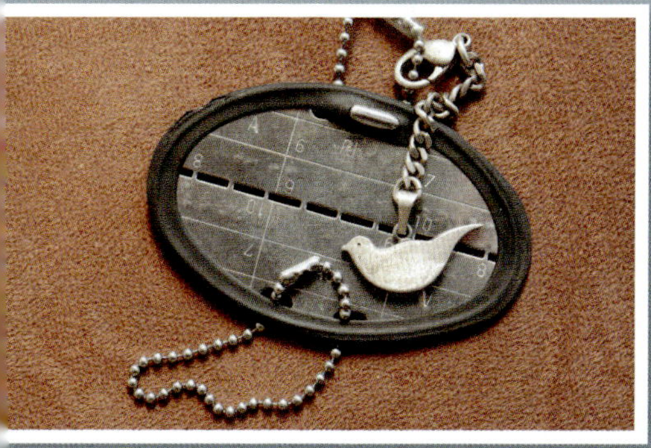

Die Amsel meiner Uroma

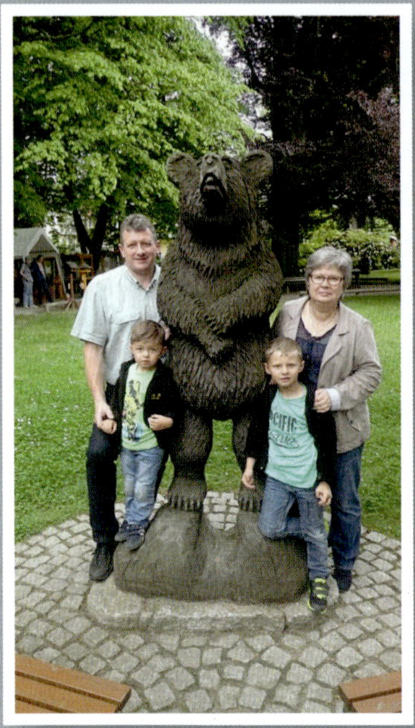

Großeltern mit Philipp und
Bastian im Sommerurlaub 2016

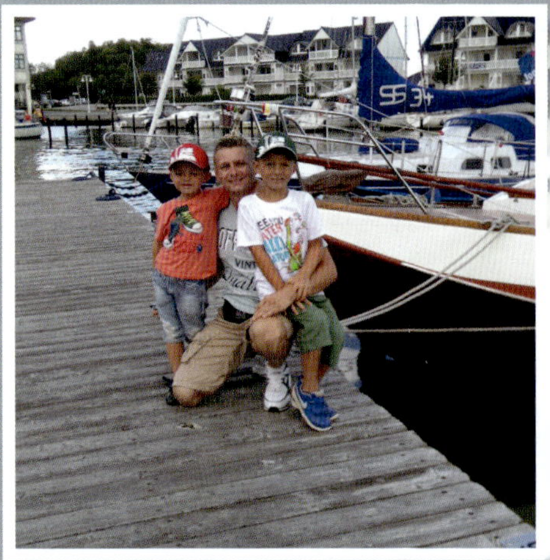

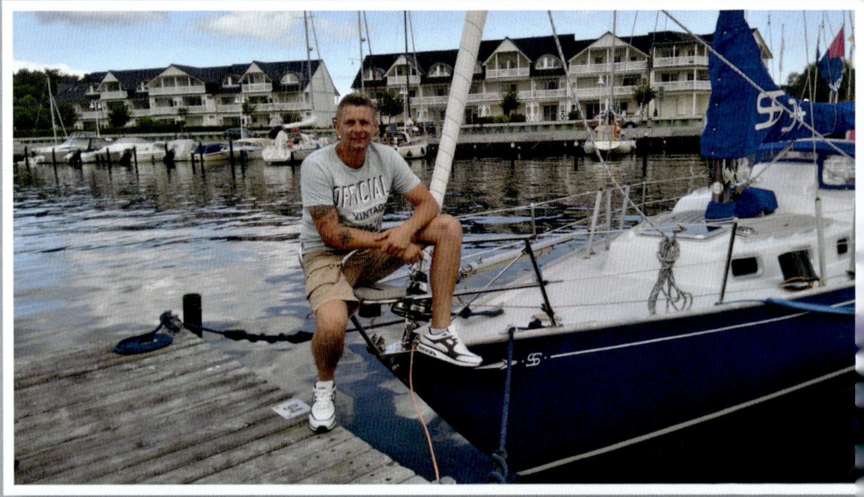

Meine Söhne und ich an einem Hafen an der Ostsee 2016

nen Aufschrei gehört. »Was ist los?«, will er wissen. Mutti beeilt sich, »alles in Ordnung« zu murmeln.

Meine Güte, was habe ich gemacht?

»Mutti, verzeih, ich habe mich einfach nur erschrocken. Bitte verzeih!«, stammele ich bebend und nehme sie in den Arm. Sie ist die Letzte, die ich verletzen möchte. Aber warum lässt sie mich denn nicht einfach in Ruhe? Ich will doch nur weg hier, weg aus dieser Menschenmenge, den unangenehmen Gerüchen und unruhig blinkenden Lichtern. Ich kann es heute einfach nicht ertragen. Und jetzt glotzen mich hier die Leute an und denken, ich schreie hilflose Frauen an. So ein Mist!

»Mutti, wir sehen uns zu Hause«, sage ich, und meine Stimme klingt hektisch. Dann bin ich weg. Ich bahne mir nervös den Weg durch die Menge. Mein Herz schlägt ganz schnell. Mir wird schummerig. Was ist los? Ich fühle mich, als hätte ich zu viel getrunken. Aber ich habe nur einen halben Glühwein gehabt. Davon kann dieses komische Unwohlsein nicht kommen. Ob ich krank bin? Vielleicht habe ich mir ein Grippevirus eingefangen. Oder irgendetwas in Afghanistan? Ich will nach Hause, ins Bett, allein sein.

* * *

»Schnell, Stracki, gleich ist Mitternacht. Lass uns die Raketen auf der Straße aufbauen«, meint Marc, mein Jugendfreund. Er hat meine Entschuldigung wegen des zerstörten Autos angenommen und mir sogar nach Afghanistan geschrieben.

Ich sehe auf mein Handy. In drei Minuten ist es so weit. Das neue Jahr beginnt. Ich feiere Silvester in einem Lokal in Bautzen. Eigentlich wollte ich gar nicht rausgehen, sondern mit meinen Eltern zu Hause bleiben, etwas fernsehen und bald nach Mitternacht ins Bett gehen. Ich fühle mich immer noch nicht wirklich gut.

Aber dann rief Marc an. Er wollte mit seiner Freundin Susi und den Eltern in einer Pizzeria feiern. Ich sollte auch kommen, und ohne lange zu überlegen habe ich zugesagt. Bis jetzt ist es auch ein recht entspannter Abend gewesen. Wir haben viel gegessen und viel erzählt. Klar wollten sie auch wissen, was ich in Afghanistan erlebt habe. Aber ich musste sie enttäuschen. Ich erzähle höchstens von den Abläufen im Lager, aber über alles andere spreche ich nicht. Weder mit meiner Familie noch mit meinen Freunden, auch nicht mit meinen Kumpels. Es sind alles persönliche, militärische Erlebnisse und nicht wichtig für andere.

Ich habe mein Leben ganz nüchtern aufgeteilt. Es gibt das Leben vor Afghanistan. Darüber spreche ich gern. Aber über den Einsatz niemals. Das ist eine spezielle Erfahrung, eine Ausnahmesituation, und es ist kein Platz für diese Erfahrung in der Normalität.

Meine Freunde sehen es offenbar anders. Ich habe schon den Eindruck, dass sie enttäuscht sind, weil ich nichts erzählt habe. Aber das müssen sie aushalten.

Ich muss ja auch viel ertragen. Zum Beispiel diese alberne Knallerei. Den ganzen Abend gingen schon vereinzelt Böller hoch. Gut, früher habe ich es auch »cool« gefunden, wenn ich den ganzen Silvestertag knallen konnte. Aber man wird doch auch älter, oder? Ich finde das ganze Geballere heute mehr als lächerlich. Erwachsene Menschen donnern bei uns Millionen in die Luft. Sie sollten sich mal überlegen, was man mit dem Geld Sinnvolles machen könnte. Und sie sollten mal überlegen, was die Knallerei für Menschen bedeutet, die nicht so ein Glück haben wie wir im Westen und die nicht im Frieden leben können. Die Menschen in Afghanistan leben seit Jahrzehnten mit Knallerei. Aber für sie ist es keine lustige Unterhaltung. Für sie ist es bitterer Ernst. Knallen bedeutet Lebensgefahr, Tod, Schreie, Blut und Verzweiflung. Wir sehen in Deutschland nur unsere eigene Sicht und keinen Millimeter über den Tellerrand hinaus.

»Stracki, komm, es ist gleich so weit. Ich habe super Raketen«, ruft mich Marc zum zweiten Mal. Ich zögere. Die Uhr auf meinem Handy springt auf 23.58. Noch zwei Minuten. Der Sektkorken knallt. Gläser klirren. Sabine, Marcs Mutter, hält mir das Glas hin. »Frohes Neues!«, lacht sie. Es ist 2007. »Willkommen, du neues Jahr!«, denke ich und freue mich auf die Zeit, die vor mir liegt. Und dann ist es da, dieses gefährliche Zischen, das zu hören ist, wenn eine Rakete in die Luft geht. Es ist ein sehr scharfes Heulen, und automatisch wartet man auf den Knall des Aufschlags. Und da! Wieder dieses Zischen. Eine weitere Rakete steigt in den Himmel.

»Stracki, Mensch Alter, du verpasst das neue Jahr«, ruft Marc und ich sehe, dass er auf der Straße eine Reihe Flaschen aufgebaut hat, in die er die Raketen stellt und nach und nach anzündet und in den Himmel schickt. So wie es hier in Bautzen offenbar viele Tausend Menschen tun. Denn innerhalb weniger Augenblicke zucken zahllose Blitze im Nachthimmel, und von allen Seiten zischt, donnert und heult es.

»Alarm!«, durchzuckt es mich jetzt. Wo bin ich? Wo ist meine Waffe? Meine rechte Hand schnellt nach vorn und will das Gewehr umfassen. Es ist nicht da. Die Pistole? Sie steckt nicht im Halfter. Unablässig heult und knallt es jetzt. Die Taliban müssen ganz nah sein. Oder ist es die afghanische Armee? Oder sind es unsere ISAF-Verbündeten? Wo sind meine Kameraden?

»Sandro, hey, was ist los?«, Susi steht vor mir. Ich sehe sie an. Das Heulen hört nicht auf. Wieder ein Knall, eine Explosion.

»Alles gut?«

Ich nicke, murmele »ja klar, geht schon. Es war nur etwas laut gerade!«.

Ich schließe die Augen und nehme einen Schluck kaltes Bier. Meine Güte, ich bin in Bautzen. Der Krieg ist 5000 Kilometer weit weg. Aber warum hört denn hier das verdammte Knallen nicht auf? Ich kann das nicht mehr ertragen.

Zitternd halte ich mir die Ohren zu. Ich brauche Ruhe. »Stellt diese Knallerei endlich ab«, zische ich Susi an, und dann springe ich auf, bin mit einem Satz bei Marc.

»Hör mit dieser bekloppten Knallerei auf«, schreie ich und kann nicht verstehen, dass er mich völlig fassungslos ansieht.

»Komm, Junge, jetzt trinke erst mal etwas und beruhige dich«, meint Gerd, der Wirt, und schiebt mich vorsichtig zurück auf meinen Platz. Ich setze mich an den Tisch, nehme das Glas, das er mir hinhält, und trinke einen großen Schluck daraus. Das kalte Bier beruhigt mich. Es geht mir besser. Aber der Abend ist hin, die Stimmung kaputt. Meine Freunde sind mir fremd geworden. Irgendwie begreifen sie nicht, wie das Leben tickt. Wir leben in zwei Welten. Am besten gehe ich nach Hause, ins Bett. Mir reicht's für heute.

Als ich später nach Hause komme, schlafen meine Eltern schon. Ich bin froh darüber, denn jetzt muss ich wenigstens nichts mehr erzählen. Ich mag ihnen nach dem Zwischenfall auf dem Weihnachtsmarkt jetzt nicht noch das Theater von der Silvesterfeier erzählen. Irgendwie wächst mir hier gerade alles über den Kopf. Ich bin froh, dass ich in den nächsten Tagen wieder meinen Dienst antreten kann. Es ist komisch, aber richtig wohl fühle ich mich nur noch in der Kaserne. Diese andere Welt jenseits der Armee, ich komme nicht mehr damit zurecht.

In der Nacht schlafe ich schlecht. Zu vieles dreht sich in meinem Kopf. Ich fühle mich auch einsam. Seitdem Susi I weg ist, fehlt mir eine Partnerin. Ich bin ein Beziehungsmensch und überhaupt nicht gern allein. Besonders schwer ist mir das im Einsatz gefallen. Klar ist man im Einsatz immer allein, aber wenn man liiert ist, ist da jemand, an den man denken und auf den man sich freuen kann. Das ist etwas anderes.

Ich war oft richtig neidisch auf meine Kameraden, die auf Briefe ihrer Frauen warteten. Im Lager ist mir erst richtig klar geworden, wie wichtig ein funktionierendes Privat- und Familienleben ist. Gerade wer unter schwierigen Verhältnissen leben und arbeiten muss, braucht etwas, an das er sich festhalten kann. Und was nutzt der gute Verdienst, wenn man niemanden hat, mit dem man das Geld ausgeben kann?

Mir geht es nach dem Einsatz finanziell wieder ganz gut. Ich habe meinen Auslandsverwendungszuschlag, meinen Zusatzsold, den ich für die vier Monate Afghanistan bekommen habe, dazu genutzt, meinen Kredit abzulösen. Damit bin ich finanziell endlich wieder frei.

Das Geld war sicherlich nicht der Hauptgrund, weshalb ich nach Afghanistan gegangen bin. Aber es war auch ein Grund. Die Schulden, die ich durch den Unfall mit Marcs Auto hatte, habe ich immer als Last gesehen, und ich hätte unter normalen Bedingungen mit einem üblichen Einkommen noch jahrelang abzahlen müssen.

Der Einsatz hat es möglich gemacht, dass ich die ganze Summe auf einmal begleichen konnte. Klar, dass ich erleichtert bin.

Und jetzt, frei und gut verdienend, ja, jetzt kann auch die richtige Frau kommen. Vielleicht ist sie sogar schon da. Denn ich mag Susi, Marcs Freundin, die jetzt nur noch seine Ex-Freundin ist. Die beiden haben sich getrennt, und sie ist wieder Single. Susi ist blond, supersüß und arbeitet wie meine Ex-Freundin Susi als Bäckereifachverkäuferin. Ich habe ihre Handynummer – mal sehen, was daraus wird. Vielleicht Susi II?

Es ist schon fast Morgen, als mir endlich die Augen zufallen. So geht es mir neuerdings oft. Ich kann schlecht einschlafen. Aber das ist nicht alles. Ich schlafe seit meinem Aufenthalt in Afghanistan nicht mehr richtig fest. Dort im Lager haben mich die Unsicherheit und die ständige Bedrohung immer in einem »Auf-der-Hut-sein«-Zustand gehalten. Mein Unterbewusstsein hat nicht zugelassen, dass ich richtig tief schlafe und vielleicht bei einer wirklichen Gefahr nicht rechtzeitig präsent bin. Obwohl ich wieder in Deutschland bin, lässt mich die antrainierte Wachsamkeit nicht los.

Aber das ist nicht alles, was mir zusetzt. Es gibt Nächte, da laufen auch Bilder in meinem Kopf an. Es sind die Bilder der Sterbenden, die dunklen Augen, die brechen, die Wunden, die schwallartig bluten, der Staub, die Zerstörung, all das Böse, dass das Leben in diesem Teil der Welt bestimmt. Die Bilder tanzen so lebendig und real in meinem Kopf herum, dass ich glaube, ich bin wirklich wieder dort in diesem gefährlichen Land am Hindukusch. Und dann wache ich auf, schweißgebadet, schwer atmend und völlig außer mir und greife in dieser Not als Erstes nach der Waffe. Und da sie nicht da ist und ich ins Leere greife, fühle ich mich schutzlos ausgeliefert, und die Angst wird in dem Moment übermächtig. Mein Herz pocht dann wie verrückt, ich bekomme kaum Luft, japse immer heftiger danach und brauche gefühlt Minuten, um zu wissen, wo ich eigentlich bin. In welchem Bett liege ich? Bin ich im Krieg oder im Frieden? Ist mein Leben in Gefahr oder kann ich selig schlummern? Ich weiß es nicht.

***

»Mama, kann ich das haben? Bitte, Mama? Mama, hör doch mal!« Ich weiß nicht, wie lange das Mädchen jetzt schon ihre Mutter wegen der Bonbons anjammert. Die Kleine ist ungefähr sieben Jahre alt, hat blonde lange Haare und steht in schicken Jeans und einem knallroten Pulli an der Supermarktkasse. In jeder Hand hält das Mädchen eine Tüte mit Süßigkeiten und quengelt nach der dritten. Die Mutter entschuldigt sich fast, dass sie ihrer Tochter nicht noch mehr kaufen will.

Ich stehe hinter den beiden und bin kurz davor auszurasten. Am liebsten würde ich der Mutter sagen, dass sie sich völlig falsch verhält. Wieso hat sie ihrem Kind nicht beigebracht, dass es dankbar und bescheiden sein sollte? Dieses Kind ist ein Glückskind. Es hat nicht nur genug zu essen und auch genug Schnöckereien, nein, es kann auch noch unter all den vielen Süßigkeiten auswählen, worauf es gerade Appetit hat. Unfassbar! Ganz anders ist es in Afghanistan. Da sind die Kinder froh, wenn sie überleben. Sie spielen im Dreck, ohne Spielzeug, und ohne Süßigkeiten. Stattdessen müssen sie arbeiten, hart arbeiten und bekommen dafür noch Schläge von ihren Familien.

Die Kleine schleudert jetzt wütend die eine Tüte, die sie in der rechten Hand hält, ins Regal zurück und schnappt sich trotzig eine andere. Das ist der Mutter zu viel. Sie nimmt dem Mädchen beide Tüten aus der Hand und legt sie zurück. Daraufhin läuft die Kleine in derselben Sekunde rot an und stößt spitze Schreie aus. Wer die Szene nicht beobachten kann, denkt, dass hier an der Supermarktkasse im bayerischen Murnau etwas Furchtbares passiert.

Die Jungen sind keine zehn Jahre alt und kauern zitternd an der Lehmwand. Mit einem dicken Knüppel schlägt der vielleicht 40 Jahre alte Mann immer wieder auf die beiden Kinder ein. Sie schreien herzzerreißend und halten sich schützend die Arme über ihre Köpfe. Ihre spitzen Schreie gehen mir bis ins Mark. Ich bin mit drei Kameraden auf einer Patrouillenfahrt, als wir die grausame Szene beobachten. Ich möchte aus dem Auto springen, dem Kerl den Knüppel aus der Hand reißen und ihm damit direkt eins auf den Schädel geben. Weiß diese Bestie nicht, wie weh das den Kindern tut? Mein Kamerad ballt vor Wut die Fäuste, flüstert mir leise zu »Stracki, ich könnte den Kerl jetzt plattmachen!«. Ich nicke. Wir alle im Wagen sind unfassbar wütend. Wütend auf das brutale Vorgehen dieses Mannes und wütend auf die Situation, in der wir sind. Wir sind vier kräftige junge Männer, die von sich erwarten, Menschen in Notlagen zu helfen. Alten, Kranken, Hilflosen und besonders Kindern. So sind wir erzogen worden, und so sehen wir uns. Aber wir dürfen nicht eingreifen. Wir müssen untätig zusehen, wie zwei kleine Kinder so lange brutal geschlagen werden, bis sie nur noch zwei zuckende Haufen Fleisch sind, zugedeckt von ihren weißen Gewändern. Unsere Aufgabe heißt Überwachen, Sichern, Ausbilden. Helfen ja, aber nicht spontan. Wir dürfen unsere Einsatzfahrzeuge nicht ohne Befehl verlassen. Wir können die örtliche Polizei verständigen, was wir in diesem Fall auch tun. Aber ob die wirklich kommt und ob es dann nicht schon zu spät ist, das nehmen wir mit unserem Verhalten billigend in Kauf. Aber wir sind nur eine Schutztruppe, und es gehört nicht zu unseren Befugnissen, uns in zivile Auseinandersetzungen einzumischen. Dazu kommt das politische Signal. Die Bevölkerung soll uns mögen und vertrauen. In diesem Land geht man anders mit seinen Kindern um. Schläge sind an der Tagesordnung. Vor Schmerzen schreiende Kinder nichts Ungewöhnliches. Wie wir dazu stehen, wie wir in Deutschland unsere Kinder behandeln, das steht auf einem ande-

ren Blatt. Wir haben uns aus der Lebensweise der Bevölkerung herauszuhalten. Aber was macht das mit uns?

»Hallo, können Sie bitte etwas aufrücken?« Die Dame hinter mir stupst mich an. Ich schrecke aus meinen Gedanken hoch.

»Wie bitte? Ach ja, entschuldigen Sie!« Ich lege jetzt schnell meine Sachen aus dem Einkaufskorb auf das Band. Ich war so in Gedanken versunken, dass ich gar nicht mehr mitbekommen habe, was in dem Supermarkt passiert. Das nörgelige Kind ist still. Kein Wunder, es hält jetzt drei Tüten in den Händen. Die Mutter hat sich überzeugen lassen, dass eine Tüte nicht genug ist, und gleich drei gekauft. Na bitte, wenigstens ist die Kleine jetzt zufrieden und hat bekommen, was sie will. Ihr kann man dafür keinen Vorwurf machen. Sie kennt es nicht anders. Sie quengelt und schreit so lange, bis kein Wunsch mehr offen ist. Die Kinder in Deutschland leben im Paradies. Sie haben nicht nur alles, sie haben auch noch bei allem die Auswahl. Schade nur, dass sie gar nicht wissen, wie gut es ihnen geht.

Ich weiß es und habe es in meinem Einsatz gelernt: Es geht uns gut. Richtig gut. Ich kann seit meiner Rückkehr über die Bettler bei uns nur lachen. Sie haben Anspruch auf Hartz IV, eine feste Unterkunft, ausreichend Essen und, wenn sie es anmelden, auch einen Fernsehanschluss und Zuschüsse zum Kulturleben. Für uns ist das Armut und wir haben Mitleid. Aber Armut sieht anders aus. Ich habe sie in Afghanistan gesehen. Armut ist, wenn man hungert und bei Minustemperaturen im Winter barfuß durch die Stadt schlurfen muss. All das ist in Afghanistan Alltag. Das ist Armut. Wir sind hier dagegen Luxusgeschöpfe und rennen immer noch mehr Luxus hinterher. Wenn ich die Menschen durch die Kaufhäuser in Garmisch hetzen sehe, schüttele ich heute den Kopf. Früher bin ich öfter mal nach München zum Einkaufen gefahren. Heute komme ich gar nicht mehr auf die Idee. Die Menschen kommen mir krank und versessen vor. Vollgepackt mit Tüten hetzen sie durch die Marienstraße und rennen von Geschäft zu Geschäft, weil sie angeblich unbedingt noch das vierte Paar Schuhe und die sechste Hose brauchen.

Und beim Essen ist es genauso. Die zünftige Leberkäs-Semmel oder die Portion Bratkartoffeln reichen nicht mehr. Es muss immer etwas Neues auf den Tisch, immer feiner, spezieller, fremder. So ein Quatsch.

Ich habe keine Lust mehr auf Shopping-Tempel und Super-Restaurants. Ich gehe in meiner Freizeit lieber in die Berge. Allein. In der Natur fühle ich mich wohl. Ich brauche keine Menschen und keinen Konsum mehr. Ich brauche keine Hektik und keine ständig neuen Eindrücke mehr. Ich will auch nicht mehr reisen. Ich habe genug gesehen. Mein Kopf ist randvoll mit Bildern. Es gehen keine neuen mehr auf die Festplatte. Ich brauche Ruhe.

***

Sie ist blond, lacht viel und hat die wärmsten braunen Augen, die ich jemals gesehen habe. Die junge Frau ist seit dem 1.5.2007 in meiner Kaserne in Murnau und kommt aus dem bayerischen Miltenberg. Sie heißt, wie könnte es anders sein, Susi, ist Stabsunteroffizier, und als ich sie in der Kantine an der Essensausgabe sehe, weiß ich sofort: Ich muss sie näher kennenlernen. Mit Susi II ist es schon wieder vorbei. Wir hatten nur eine kurze Beziehung. Aber diese Susi hier, die gefällt mir so gut, dass es etwas Ernstes werden und sie meine Susi III sein könnte.

»Hey, Stracki, die Blonde macht dich aber wuschig«, meint mein Kamerad Ingo. Er sitzt neben mir, und es ist ihm sofort aufgefallen, dass ich sie nicht mehr aus den Augen lassen kann.

Ich lache und weiß sofort, dass Leugnen zwecklos ist.

»Ja, ich muss sie näher kennenlernen, unbedingt. Du wirst sehen, das wird meine Freundin.«

Ingo schmunzelt. »Da bist du nicht der Einzige, der sich das vorgenommen hat«, meint er leise und starrt diesen blonden Engel jetzt so unverschämt musternd an, dass ich ihm gleich mal zur Strafe meinen Ellbogen in die Rippen stoße.

»Ist ja gut«, meint Ingo. »Ich lasse dir den Vortritt. Ich bin doch verheiratet.«

Doch ich muss noch zwei endlos lange Tage auf eine passende Gelegenheit warten, um meine Traumfrau anzusprechen. Erst dann stehe ich endlich ›rein zufällig‹ neben ihr am Kantinentresen, und zwischen Erbsengemüse und Rinderhack frage ich, was deutlich auf ihrer Uniform steht.

»Hey, ich bin Sandro! Du bist neu hier. Wie heißt du?«

Susi lacht mich an, meint aber sofort kess: »Ich dachte, beim Bund gehört Lesen zur Eingangsvoraussetzung!« Mit zwei Fingern zieht sie an ihrem Namensschild. »Hier, ich bin die Susi! Aber ich denke, du brauchst keine Brille, du möchtest mich nur kennenlernen.«

Ich bin durch ihre zackige Art erst einmal aus dem Konzept gekommen, fange mich aber schnell.

»Stimmt«, sage ich offen und gehe jetzt gleich aufs Ganze. »Und weil du ja meine Gedanken lesen kannst, weißt du auch bestimmt, dass ich dich gern zu einem Kaffee einladen möchte.«

»Klar weiß ich das, und ich freue mich!«

Wir fliegen aufeinander zu wie zwei Magnete und werden im Blitztempo ein Paar. Bei Susi passt für mich alles. Sie ist lustig, intelligent, neugierig, tapfer und unternehmungslustig. Aber auch selbstbewusst und zielgerichtet. Von Anfang an bin ich unsicher, ob ich Susi Paroli bieten kann. Sie ist fünf Jahre älter als ich und hat den gleichen Dienstgrad.

Vielleicht will ich ihr imponieren, vielleicht will ich auch zurück, um offene Fragen beantwortet zu bekommen. Vielleicht fehlen mir Bilder, damit aus meinem Chaos im Kopf wieder ein Ganzes wird. Jedenfalls melde ich mich im Juli 2007, keine drei Wochen nachdem Susi III in der Kantine stand und wir uns so herrlich offen kennengelernt haben, zu meinem zweiten Afghanistan-Einsatz und bereue es schon wenig später auch wieder. Denn unsere Verbindung wird schnell inniger, und ich mag eigentlich gar keinen Tag mehr ohne sie sein.

* * *

»Siehst du da drüben, das muss die Almhütte sein!«, meint Susi. »Das ist höchstens noch eine Stunde. Komm, das schaffen wir noch!«

Ich stelle meinen Rucksack ab und krame die Wasserflasche heraus. »Ich bin dabei, muss mich nur kurz einmal stärken. Magst du auch?«

Wir nehmen kräftige Schlucke, beißen auch in unsere Leberkäs-Semmeln, und dann geht es weiter. Seit fünf Stunden sind wir schon im Karwendel-Gebirge unterwegs und können nicht genug bekommen von der herrlichen Natur. Fast jedes Wochenende erkunden wir neue Bergwege und werden nicht müde, uns gegenseitig von unserer Freude vorzuschwärmen. Zwischendurch verwöhnen wir uns mit einer zünftigen Brotzeit in einem Alpengasthof.

»Weißt du, es ist auch so schön hier, weil du bei mir bist«, sagt Susi einmal, als wir uns wandermüde ein frisches Radler mit einer Brezn gönnen.

Ich nehme ihre Hand, halte sie fest. »Das stimmt. Bei uns passt auch wirklich alles perfekt. Ich bin froh, dass uns das Schicksal ausgerechnet hier am Alpenrand zusammengebracht hat.«

»Ja, das sollte wohl so sein. Ohne die Armee hätten wir uns nie kennengelernt«, meint Susi.

»Stimmt«, sage ich. »Als Koch in Bautzen hätte ich nie die Zeitsoldatin aus Miltenberg getroffen und auch nie mitbekommen, dass wir ein Dream-Team sind.«

»Wir haben den gleichen Humor, die gleichen Vorlieben und den gleichen Geschmack. Perfekt!«

»Ja wirklich«, gehe ich auf Susis Aufzählung ein. »Du wanderst gern, genauso wie ich. Du reist gern, genauso wie ich, und du magst dieselben Sachen, die ich auch gern esse. Du bist eben meine Traumfrau.«

Aber es sind nicht nur diese Übereinstimmungen, die das Zusammenleben mit Susi für mich so glücklich machen. Susi ist auch einfach immer lieb mit mir. Geduldig geht sie auf meine Schlafstörung ein. Sie hat nichts dagegen, wenn ich abends im Bett noch fernsehe, um zur Ruhe kommen zu können. Dann streichelt sie mir oft über den Kopf, meint »Alles wird gut« oder fordert mich auf, immer offen zu sagen, wenn mich etwas stört. Ich soll sprechen über alles, was mich bedrückt. Ich genieße diese Liebe und Zuwendung. Es tut mir gut, dass jemand da ist, der mich so ernst nimmt und verstehen will.

Aber Susi übertreibt auch. Ich habe gar nichts zu sagen. Mir geht es längst wieder richtig gut. Seit Susi in meinem Leben ist, bin ich wieder glücklich und fühle mich prächtig. Nun ja, nicht ganz. Es gibt eben noch diese Schlafstörungen, die mir nach wie vor zusetzen, und die Albträume, die ich auch gern wieder loswerden würde. Aber Susi ist klasse. Wenn ich davon aufwache, nimmt sie mich in den Arm, streichelt mich wach, lenkt mich mit liebevollen Gesprächen ab.

»Was machen wir am Wochenende? Meinst du, wir sollten mal nach Salzburg fahren? Ich habe Lust darauf, einkaufen zu gehen!«, fragt sie mich dann und weiß, dass mich solche Fragen auf andere Gedanken bringen. Oder sie albert mit mir herum, neckt mich mit niedlichen Kosenamen oder kitzelt mich durch. Und dann finde ich irgendwann auch wieder Ruhe und damit zurück in den Schlaf. In ihren Armen ist mein Leben wieder schön.

* * *

»Hier, lies mal, soll ich da hingehen?«

Ich habe eine Einladung zu einem Seminar bekommen. In Bad Harzburg sollen wir Soldaten mit Einsatzerfahrung drei Tage verbringen. Aber wir sollen nicht kommen, um unser Wiedersehen ausgiebig zu feiern. Man hat uns eingeladen, um zu kontrollieren, wie es uns geht. Es gibt Vorträge und Einzelgespräche. »Mir geht's gut«, sage ich sofort zu Susi. »Ich brauche keine Betreuung!«

Susi liest sich das Programm aufmerksam durch.

»Mach das ruhig«, rät sie mir. »Schaden kann es doch auch nicht.«

Sie hat recht, und so verbringe ich im Januar 2007 ein Wochenende in einem schicken Hotel.

Wir sind über hundert Kameraden, alle haben Auslandserfahrung. Die Stimmung ist großartig, und wir haben ausgelassene Feierlaune.

Die Vorträge lassen wir an uns vorüberrauschen. Damals höre ich zum ersten Mal etwas von einer »Posttraumatischen Belastungsstörung«. Aber so richtig ernst nehme ich das nicht. Denn ich bin ja nicht betroffen. Auch meine Kameraden gehen nicht wirklich auf das Thema ein, zumindest sprechen wir nicht ein einziges Mal miteinander darüber.

Auch in den Einzelgesprächen fühle ich mich nicht angesprochen. Wir machen zwar alle einen Termin mit, aber der dauert auch jeweils nur ein paar Minuten.

»Wie fühlen Sie sich?«, möchte ein Bundeswehr-Arzt von mir wissen.

»Gut, sehr gut«, antworte ich ohne zu zögern.

»Haben Sie Beschwerden?«, fragt er weiter, und als ich mit »Nein« antworte, liest er mir vor, auf welche Symptome ich künftig achten solle.

Schlaflosigkeit, Nervosität, Unkonzentriertheit, Albträume.

Ich höre zu, bin aber nicht wirklich engagiert dabei. Es gibt ja keinen Grund dazu. Ich fühle mich prima, es geht mir gut.

Der Mediziner steht auf, streckt mir die Hand entgegen.

»Herr Strack, dann wünsche ich Ihnen weiterhin alles Gute«, sagt er zu mir.

Ich bedanke mich artig. Das war's. Den Rest des Tages entspannen wir uns bei einem Spaziergang und beim Training in einem Fitnesscenter, genießen das leckere Essen und die Absacker an der Bar. Das ganze Seminar empfinden wir als großen Spaß. Worum es hier wirklich geht, begreife ich zumindest nicht.

Kapitel 6

»Los, alle in die Schutzräume!«, ruft einer meiner Vorgesetzten, und in der gleichen Sekunde setzt schon das Pfeifen der Rakete ein. Aber wir haben heute Glück. Sie fliegt über das Lager hinaus und geht irgendwo im Geröll des Umlands herunter. Der Lärm beim Aufprall ist ohrenbetäubend.

Ich sehe gerade mit mehreren Kameraden ein Fußballspiel im Büro-Container an. Es ist der 8.6.2008, und im Fernsehen läuft das Europameisterschaftsspiel Deutschland gegen Polen.

»Komm, Stracki, lass alles stehen. Wir können nicht weitergucken«, ruft einer meiner Kameraden mir im Aufspringen zu. Er hat wohl mein enttäuschtes Gesicht gesehen, denn im Vorbeilaufen klopft er mir auf die Schulter, meint »Kopf hoch!«

Schade, es war gerade so spannend. Mit Bier und Knabberzeug hatten wir es uns gemütlich gemacht. Vorbei!

Ich möchte so gern den Angriff der deutschen Spieler auf das polnische Tor noch zu Ende sehen, zögere aber auch nicht länger, stelle sofort mein Glas ab, schnappe mir Helm, Weste und Gewehr und renne mit meinen Kameraden in die Schutzräume.

Heute ist das mein dritter Alarm. Es zermürbt. Nicht nur, weil ich endlich mal ein Fußballspiel in Ruhe sehen möchte. Es macht mich einfach wütend, dass ich hier leben muss wie auf einem Präsentierteller und die Taliban auf uns schießen wie Jäger bei der Hasenjagd.

Es läuft immer gleich ab. Unser Abwehrsystem erkennt die Gefahr. Der stille Alarm geht an, jemand von der Wache gibt den Alarm über die Funkgeräte weiter. Wenig später hört man die Rakete der Taliban heranzischen, und dann ertönt eine Explosion. Wenn der Boden zittert, ist die Rakete ganz in der Nähe eingeschlagen. Ist das Einschlagsgeräusch dumpf, liegen zwischen unserem Lager und der Explosionsstelle ein paar Hundert Meter mehr. Manchmal trifft sie aber auch direkt das Lager. Dann geht die Sirene an und alle Lichter aus, damit nicht noch eine Rakete trifft.

Seit dem 21.3.2008 bin ich für vier Monate in Feyzabad stationiert, einem Feldlager im Nordosten Afghanistans. Circa 400 Soldaten sind hier direkt der Nato unterstellt. Unsere Aufgabe ist es, beim Aufbau von Schulen und Krankenhäusern zu helfen und bei der Ausbildung der Sicherheitskräfte. Doch was gut klingt, ist ausgerechnet hier schlecht umzusetzen. Das Lager liegt im Norden am Ausläufer des Hindukusch in einer Art Talsenke. Wir sind auf Nachschub aus Mazar-e-Sharif angewiesen. Doch die Zufahrtswege sind nur im Sommer relativ problemlos zu befahren. Dann werden wir mit Lkws beliefert. Im Winter ist auf den Straßen kein Durchkommen. Dann muss der Nachschub auf dem Luftweg gebracht werden. Auch jetzt im beginnenden Frühling ist es immer noch bitterkalt hier, minus 10 Grad sind nachts die Regel. Dazu kommen große Temperaturschwankungen tagsüber von 15 Grad bis 20 Grad. Das ist anstrengend, besonders in den Nächten. Ich schlafe mit zwei Decken und einem Heizlüfter. Aber das bringt alles nichts, wenn man ständig raus muss, weil mal wieder ein Raketenbeschuss ansteht. Man wird das alles hier schnell leid. Zumal ich das ganze Sicherheitssystem nicht vertrauenerweckend finde. Wir fahren hier mit ungepanzerten Fahrzeugen, einem ganz normalen Wolf, auf Patrouille und sind damit für die Taliban eine leichte Beute. Wir wissen, dass sie sich im Gebirge aufhalten, und gehen meines Erachtens viel zu leichtsinnig mit der Situation um. Es klingt unglaublich, aber wir Soldaten haben nicht mal alle Pistolen. Angeblich sind nicht genug da. Außerdem sind unsere militärischen Geräte, besonders die Autos, in einem schlechten Zustand. Die Straßen hier sind so kaputt, dass die Fahrzeuge sehr strapaziert werden und nicht ausreichend schnell repariert oder ausgetauscht werden können, da aufgrund der abgelegenen Lage der Materialnachschub nicht reibungslos klappt.

Ich fühle mich so nicht ausreichend geschützt vor den Angriffen der Taliban und hadere mit dem ganzen Unternehmen hier. Zumal es uns auch die ROE, die Rules of Engagement, schwermachen, uns gegen den Feind zu wehren. »Halt, stehen bleiben, halt stehen bleiben oder ich schieße«, muss ich erst rufen, bevor ich einen Warnschuss in die Luft abgeben darf. Erst danach darf ich einen Angreifer kampfunfähig schießen. Wenn ich dagegen verstoße, muss ich mich dafür verantworten. Wir dürfen überhaupt nur schießen, wenn uns die Taliban zuerst beschießen, und wenn sie nach einem Angriff flüchten, dürfen wir sowieso nicht mehr schießen. Dafür hat unser Feind keine Regeln, er ist einfach nur eiskalt und brutal. Ich fühle mich diesen Verbrechern oft ausgeliefert, und das ist kein wirklich schönes Gefühl.

Zudem ist der Alltag hier hart. Es gibt keinerlei Komfort. Die Duschen sind spärlich, alles an Essen ist genau eingeteilt, manchmal fehlen Bier und Süßigkeiten, die Post dauert doppelt so lange wie im Camp Warehouse, wo ich meinen ersten Einsatz hatte.

Besonders schlimm ist es, wenn das Wetter in den Bergen verrückt spielt. Denn dann kommen weder die Versorgungsflugzeuge noch die Transall-Maschinen pünktlich. Manche Kameraden, deren Einsatzzeit abgelaufen ist, müssen hier noch drei Tage ausharren, bis sie nach Kabul geflogen werden können.

Das Leben im Camp Warehouse war gegen diese Gebirgshölle wie ein 5-Sterne-Hotel. Wir hatten die vielen Unterhaltungsmöglichkeiten. Hier in den Bergen gibt es nichts, nur Arbeit und Langeweile.

Meine Aufgabe ist ähnlich wie die in Kabul. Ich bin auch hier für die Informationssysteme zuständig, sorge für die Telefonverkabelung und halte die Rechner in Schuss. Dazu betreue ich eine Antenne außerhalb des Lagers und muss deshalb regelmäßig raus. Auf diesen Fahrten fährt die Angst immer mit. Die Landschaft ist steinig und ähnelt den Bildern, die ich vom Mond gesehen habe. Es ist alles nur Geröll, dazwischen gibt's über lange Strecken nichts. Die wenigen kleinen Dörfer liegen weit auseinander. Aber sie brauchen auch in dieser Wildnis kleine Dorfschulen, eine Krankenversorgung und natürlich Wasser. Am Horizont sieht man das mächtige Bergmassiv, auf den Gipfeln liegt noch Schnee. Und mit jedem Blick in die Berge weißt du, dass du auch den Feind siehst und umgekehrt er dich natürlich auch. Das macht dich hektisch und nervös.

Die meisten meiner Kameraden fahren raus, um Brunnen zu bauen. Wenn sie arbeiten, werden sie von herumstehenden Patrouillen bewacht. Es ist gespenstisch. Aber nicht nur draußen geht immer die Angst mit, jederzeit von irgendeiner Kugel getroffen zu werden.

Auch wenn man sich im Lager unter freiem Himmel bewegt, muss man damit rechnen.

Die ersten Tage, als ich frisch hier war, habe ich noch bei jedem Gang den Atem angehalten. Aber irgendwann wird auch die Vorstellung vom Sterben Alltag und Routine. Man lebt damit. Zumindest glaubt man es. Wenigstens ist die Stimmung insgesamt gut. In diesem kleinen Lager kennt jeder jeden. Intimität, die uns guttut. Wir 400 Soldaten sind auf uns angewiesen, und so versuchen wir, das Beste aus der Zeit zu machen.

Wenn die Arbeit getan ist, albern wir herum, spielen Karten, quatschen. Abwechslung von außen kommt selten. Nur einmal im Monat erreicht uns Post. Aber wir sehen gern fern, im Sommer 2008 oft Fußball. Allerdings schaffen wir es nicht, ein einziges Spiel durchgängig zu sehen, weil es ständig Alarm gibt und wir uns in Sicherheit bringen müssen. Wir behalten trotzdem unseren Humor, aber es ist ein schwarzer.

»Komm, Stracki, bei den Taliban ist der Fernseher ausgegangen, und deshalb beschäftigen sie sich mal wieder mit Raketen«, meint mein Kamerad Stephan, als wir wieder mit unserer üblichen Schutzraum-Rennerei starten. Und ich kaspere mit: »Vielleicht wäre es einfacher, ihnen einen neuen Fernseher zu kaufen. Dann kommen sie nicht länger auf dumme Gedanken und sparen sich die Ballerei.«

Stephan lacht jetzt im Laufen laut auf. »Ich wüsste zu gern, für wen sie die Daumen drücken. Ob die wenigstens Odonkor kennen?«

»Klar! Nach dem Tor gegen Polen bestimmt. Aber uns haben sie ja nicht gucken lassen.«

Wir albern viel herum. Anders hält man die ständige Anspannung nicht aus, denn über einen längeren Zeitraum setzt einem das mächtig zu. Ich schaffe es in Feyzabad nicht, auch nur eine einzige Nacht durchzuschlafen. Ich nicke zwei, drei Stunden weg und liege dann wach. Da ich mit zwei Kameraden schlafe und sie nicht stören will, bleibe ich möglichst ruhig im Bett liegen, starre an die Stahldecke des Containers und versuche meine immer wieder aus dem Ruder laufenden Gedanken irgendwie unter Kontrolle zu bekommen. Vor meinen Augen tauchen die üblichen Bilder des Schreckes auf. Verstümmelte Menschen, Leichenteile, Sterbende, immer wieder unterbrochen von der Lagersirene und dem Pfeifen der heranzischenden Rakete. Das ständige Hin und Her sorgt Nacht für Nacht für Explosionen in meinem Kopf. Es macht wumm und zischt, Lichtblitze zucken, und dazwischen sind die Schreie der Verletzten, die vor dem Lager in Kabul liegen. In manchen Nächten tanzen in meinen Träumen die Toten mit uns Soldaten, und in anderen Nächten gibt es nichts mehr auf der Welt als eine staubtrockene, sandgelbe Wüste. Das Gedankenkarussell dreht sich in meinem Kopf immer schneller und schneller, und immer öfter habe ich Angst, dass es mich eines Tages hinausschleudern wird.

***

Das Wasser ist badewannenmild. Ich liege mit Susi am Strand von Cannobio am Lago Maggiore und kann mich nicht sattsehen am tiefblauen Wasser. Es ist August 2008, und ich bin seit drei Wochen wieder in Europa. Und das Beste: Ich bin befördert worden. Kaum zurück in Murnau, hat mir der Kompaniechef mitgeteilt, dass ich jetzt eine Gehaltsstufe weiter gesprungen bin und wie ein Feldwebel bezahlt werde. Ich habe in Feyzabad wirklich die Zähne zusammengebissen, und das hat sich für meine Karriere bezahlt gemacht.

Jetzt liege ich unter einem blau-weißen Sonnenschirm neben der Frau, die ich liebe, schlürfe einen Campari mit viel Eis und bin richtig stolz, dass ich so viel erreicht habe. Letztes Wochenende habe ich noch meine Familie in Bautzen besucht. Mutti und Papa waren ebenfalls mächtig stolz auf mich. Mario hat wenig gesagt. Wie immer ist er bestimmt etwas eifersüchtig auf mich. Für den kleinen Bruder ist es auch etwas schwer, wenn der ältere Bruder auf der Überholspur so durchstartet. »Du hast eben Biss«, hat mir Susi damals noch ins Ohr geflüstert. Und das stimmt. Ich habe gezeigt, dass ich etwas will und auch erreichen kann. Und ich habe bewiesen, dass ich durchhalte. Es gibt Kameraden, die haben einfach aufgegeben, sind zurückgeflogen und haben zu Hause sogar ihren Dienst quittiert.

Ich gehöre nicht zu denen. Ich will bei der Armee bleiben und weiter Karriere machen. Ich habe bis jetzt viel gebüffelt, viel gelernt und mich viel zusammengerissen. Das alles zusammen hat sich gerechnet.

Durch meine beiden Einsätze sind jetzt nicht nur meine Schulden weg, sondern mein Konto ist auch satt in den schwarzen Zahlen. Ich kann mir etwas leisten. Ich habe mit Susi seit August 2008 eine schöne Wohnung in Uffing nahe bei unserem Einsatzort Murnau, hübsch, mit großem Balkon mit den üblichen roten Geranien. Ich fahre einen neuen Bora und kann mir sogar leisten, Susi nach Meran einzuladen.

»Sag mal, Schatz, lass uns ins Hotel gehen und heute Abend ein bisschen bummeln«, meint Susi jetzt und streichelt meine Hand. Ich nicke. »Aber wir gehen noch fein aus. Ich habe heute einen schicken Italiener direkt am See gesehen, okay?«

Susi sieht mich verliebt an. Ich küsse ihre Hand. Ich bin so glücklich mit dieser Frau.

Warum wir uns so gut verstehen, weiß ich genau. Susi kennt meinen Job, weil sie selbst bei der Bundeswehr ist. Das macht das Zusammenleben so leicht. Man muss nichts erklären, keine Überstunden, keine ungewöhnlichen Dienstzeiten, gar nichts. Nicht mal die Einsätze. Susi will ja selbst raus, genauer in den Kosovo. Und ich will auch noch einmal etwas richtig Großes leisten, deshalb freue ich mich sogar, als man mich aufgrund meiner Einsatzerfahrung und meiner vielfältigen Ausbildungen für einen dritten Einsatz einplant. Und das Besondere: Ich gehe nicht allein, sondern als Gruppenführer mit einem eigenen Zug.

Das ist ein großer Unterschied zu meinen bisherigen Einsätzen. Denn ich kann dieses Mal den anderen Kameraden ein Vorbild sein, ihnen etwas zeigen, auf sie aufpassen und ihnen die Angst nehmen. Das reizt mich.

Die Erfahrung der Einsätze hat mich verändert. Es gab schwierige Momente, und es hat wehgetan. Aber das Durch- und Aushalten prägt. Ich bin härter geworden, auch mir selbst gegenüber, und ich habe an Durchsetzungskraft gewonnen. Meine Jungs nehmen mich als Vorgesetzten ernst. Ich habe etwas zu sagen. Das ist ein schönes Gefühl.

Ich freue mich auf meine Zukunft. Susi und ich wollen zusammen in den Einsatz gehen, allerdings ein paar Tausend Kilometer getrennt. Susi in den Balkan und ich an den Hindukusch. Noch einmal wollen wir etwas wagen. Danach ist Schluss mit Abenteuern. Wir wollen Familie, Kinder, ein schönes Heim.

»Ach, Susi«, murmele ich und blinzele selig in die Sonne. »Es geht mir so gut!«

Susi sieht mich überrascht an.

»Was meinst du damit?«, fragt sie nach.

Ich strahle sie an, und in diesem Moment habe ich das Gefühl, der glücklichste Mensch auf der Welt zu sein. Alles passt perfekt. Endlich.

»Weißt du, das Leben kann auch schön sein«, sage ich, und dann nehme ich meine Kleine in den Arm und küsse sie lange. Ich fühle mich großartig.

* * *

»Herr Minister!« Ich drücke unserem Verteidigungsminister Franz-Josef Jung fest die Hand. Es ist Frühjahr 2009, und wir haben im Lager ›Camp Marmal‹, ganz in der Nähe von Masar-e-Sharif, der viertgrößtes Stadt Afghanistans, hohen Besuch. Seit Tagen mussten wir das größte Feldlager der Bundeswehr in Bestform bringen. Heute heißt es ganz früh »Antreten«, es wird die Deutschland-Hymne gespielt, und ich darf den Minister sogar persönlich begrüßen.

Die Begegnung ist ein weiterer Höhepunkt in meinem Leben. Ab Mittag, wenn im Lager wieder Normalität herrschen wird, weil der Minister auf der Weiterreise ist, werde ich meinen Eltern eine Mail schreiben. Sie werden staunen, wenn sie erfahren, wen ich heute getroffen habe.

Im Lager leben 2800 deutsche und insgesamt 5500 Soldaten, gemischt aus allen Nato-Ländern. Das internationale Flair gefällt mir hier wieder. Ich höre und lerne viel von den ausländischen Kameraden, und es ist wieder der Zusammenhalt, die Kameradschaft, die mich hier fasziniert, zumal sie weltumfassend ist.

Unser Lager liegt nur 170 Kilometer westlich von Kunduz und

ist über gut ausgebaute Straßen einfach erreichbar. Die Aufgabe der Soldaten ist klar definiert: Aufklärung und Nachrichtengewinnung. Im Lager bin ich verantwortlich für die Satelliten-Telekommunikation und sitze den ganzen Tag am Schaltpult. Meine Arbeit ist wichtig. Denn die Lage in Afghanistan verschärft sich von Tag zu Tag. Erst im April, ich bin am 1.3.2009 angekommen, ist eine unserer Patrouillen in der Nähe von Kunduz beschossen worden. Ein Kamerad starb dabei, vier weitere wurden verletzt. Wenige Stunden zuvor waren bei einem Attentat fünf deutsche Soldaten verletzt worden. Das Land brennt. Es kommt jetzt fast täglich zu Übergriffen. Besonders gefährdet sind die Amerikaner. Auf die haben es die Taliban besonders abgesehen. Meine Kameraden haben immer große Sorgen, wenn sie mit ihnen Aufgaben gemeinsam erledigen müssen. Dann fühlen sie sich wie auf einer Abschussliste.

Insgesamt ist mein Alltag langweilig. Ich fahre kaum raus und bin die ganze Zeit nur im Lager. Die Routine, die mangelnde Abwechslung, es ist langweilig. Im Grunde mache ich nicht mehr, als in der Wechselschicht mit drei Kameraden eine große Satellitenschüssel zu überwachen. Was das heißt, ist schnell beschrieben: Ich sitze in einem Container und sehe auf das Mischpult – und das acht Stunden lang. Die Zeit dazwischen schlage ich irgendwie mit den sich ebenfalls langweilenden Kameraden tot, mit Kartenspielen, Sport im Fitnessstudio und den regelmäßigen Mahlzeiten.

Am schlimmsten sind für mich die Nächte, in denen ich kaum schlafen kann. Dazu kommt die Hitze mit Temperaturen, die tagsüber schnell 40 Grad im Schatten erreichen. Wenn ich ein- oder zweimal im Monat die Antennen draußen warten muss, bedeutet das zwar Abwechslung, aber auch Angst. Denn das ganze Klima wird von Tag für Tag rauer. Die Zwischenfälle häufen sich. Das anfänglich gute Verhältnis zur Bevölkerung bröckelt auf beiden Seiten. Und nicht nur ich stelle noch mehr als bisher den Sinn der ganzen Mission infrage. Wir sind im Auftrag der ISAF mit einem ungeheuren Aufwand in dieses Land gekommen, zum Überwachen, Sichern, Ausbilden. Aber das ist längst Vergangenheit. Es wird geschossen und gekämpft, und unser Einsatz hat letztlich nichts bewirkt.

»Wofür halten wir hier eigentlich unseren Kopf hin?«, frage ich wieder einmal einen meiner Kameraden. Es ist die gleiche Situation wie vor knapp drei Jahren. Wir sitzen zusammen und reden, nur dass unsere Stimmung noch niedergeschlagener ist. Paul zuckt mit den Schultern. »Frage nicht, ich weiß es schon lange nicht mehr. In diesem Land ist so viel durcheinander. Das kann niemand von außen regeln. Die Afghanen müssen ihren eigenen Weg finden.«

Ich beginne unter dem Eindruck meines Lageralltags mein ganzes Leben infrage zu stellen. Ich bin Soldat geworden, um mein Land und seine Bewohner zu schützen. Es ist eine ganz besondere Aufgabe. Ich kann einen Beitrag leisten zur Gesellschaft und meinem Land dienen. Das macht mich unglaublich stolz. Dass ich dabei mein Leben verlieren kann, weiß ich. Aber mein Tod soll einen Sinn haben. Doch wenn ich hier bei einem Überfall ums Leben komme, macht es keinen Sinn.

Wenn wir hier eines Tages wieder abziehen, werden die aufgebauten Schulen zerstört werden und die Brunnen vertrocknen. Wir werden keine Spuren hinterlassen. Aber in Deutschland werden Mütter, Frauen und Kinder um ihre Söhne, Männer und Väter weinen.

***

Heute ist ein rabenschwarzer Tag. Es ist Ende Juni 2009, und wir stehen im Lager und lauschen der bewegenden Rede des Kommandeurs. Auf einem Podest stehen die Särge von drei Kameraden, die am 23. Juni in der Nähe von Kunduz bei einem Gefecht gefallen sind.

»Ihr werdet in unseren Herzen weiterleben«, höre ich den Kommandeur sagen und schäme mich meiner Tränen nicht.

Mit zwei der Jungs habe ich erst vor kurzem am Tisch gesessen. Wir haben unser Gulasch gegessen, über den faden Geschmack der Beilagen gelästert, Witze über das Kinoprogramm gerissen, sorglos, lachend, fröhlich. Eine Szene, wie sie tausendfach Tag für Tag im Lager passiert. Niemand denkt ernsthaft daran, dass man mittags zusammen isst und abends der andere vielleicht nicht mehr lebt. Man schiebt das weg, stattdessen albert man herum.

Jetzt stehen die Bilder der drei auf dem Altar. Ihre Augen blicken mich an. Sie sind tot. Es ist ein sinnloser Tod. Ich bin traurig.

Ich denke an die Partnerinnen und Familien der drei Gefallenen. Sie hatten alle Pläne. So wie Susi und ich Familienpläne haben und unsere Zukunft festzurren. Für mich steht in diesem Moment fest: Ich werde meinen Vertrag nicht noch einmal verlängern. Ich habe in Afghanistan zu viele Fragen nach der Sinnhaftigkeit gestellt. Allerdings es ist noch etwas anderes. Die Armee hat mich verändert. Allerdings anders, als ich es noch vor wenigen Monaten dachte. Gut, ich bin bestimmt durchsetzungsstärker geworden. Aber das ist nur äußerlich. Innerlich fühle mich müde und längst nicht mehr so stark wie früher. Tagsüber merkt man mir das bestimmt nicht an. Ich habe gelernt, stark aufzutreten. Ich bin Vorgesetzter. Ich darf keine Schwächen zeigen. Aber nachts fällt meine Maske ab. Dann spüre ich, wie angegriffen und schwach ich mich oft fühle.

»Was ist los mit dir?«, hat mich meine Mutti bei meinem letzten Besuch in Bautzen wieder gefragt. Ich habe mich ein bisschen über die Frage geärgert. Vermutlich auch, weil ich mich ertappt fühlte. Sie kennt mich wie kein zweiter Mensch auf der Welt und sieht Dinge, die sonst niemand sehen würde. Ich weiß nicht, was ihr genau an mir auffällt, aber ich weiß, dass ich nicht mehr so viele Dinge gleichzeitig machen kann, ohne nervös zu werden. Und ich vertrage keinen Stress mehr. Wenn es schnell gehen soll und muss, dann werde ich kribbelig und teile auch rücksichtslos in meiner Umgebung aus. Meine Kameraden bekommen das bestimmt auch manches Mal ab. Aber das darf nicht sein. Ich muss lernen, wieder ausgeglichen und belastbar und vor allen Dingen kalkulierbar zu sein. Für meine Kameraden, aber auch für die Menschen, mit denen ich privat zusammen bin. Meine Familie und natürlich Susi, die jetzt seit dem 1.4.2009 im Kosovo ist.

Wir sind viele Tausend Kilometer getrennt, jeder von uns lebt in einem Krisengebiet, und natürlich mache ich mir Sorgen, ob alles gutgeht. Zum Glück ist Susi auch Fernmelderin, und wir haben beide Zugang zum Diensttelefon und können gut Kontakt miteinander halten. Zweimal täglich telefonieren wir, sagen uns »Guten Morgen« und »Gute Nacht«. Ihre Stimme zu hören, zu wissen, dass es ihr gutgeht, das sind kostbare Minuten für mich.

Aber ich beiße auch bei ihr manches Mal richtig um mich. Auslöser sind Kleinigkeiten. Wenn ich müde bin oder in einer bestimmten Zeit viele Aufgaben erledigen muss, fühle ich mich überfordert, und wenn Susi dann auch noch am Telefon bestimmte Antworten erwartet, reagiere ich nickelig. In der letzten Woche gab es so eine Situation. Wir hatten Schichtwechsel, ich musste noch auf die Übergabepapiere warten, war aber schon zum Telefongespräch mit Susi verabredet.

Da bin ich unruhig geworden. Als der Kamerad dann ganz gemütlich seine Sachen zusammenpackte, habe ich ihn angeraunzt.

»Geht's auch ein bisschen schneller«, habe ich ihn angezischt und noch höhnisch die Augen verdreht, als er mich irritiert ansah. Und als dann Susi noch nicht mal pünktlich am Apparat war, habe ich ihr später auch einen passenden Kommentar »übergezogen«. Sie war von meiner Keiferei so schockiert, dass sie weinen musste. Das tat mir natürlich leid. Aber die Stimmung war kaputt. Susi hat den Hörer aufgelegt, und ich habe den ganzen Abend meine Wut an den Kameraden ausgelassen.

Es kann aber nicht sein, dass sich alle wegducken, weil ich mit Alltäglichkeiten nicht zurechtkomme. Ich muss mich ändern, nicht die anderen. Ich glaube, das liegt alles an dem mangelnden Schlaf. Seit Jahren schlafe ich nicht mehr durch, sondern wache jede Nacht mehrmals auf. Das ändert sich auch in diesem Lager nicht. Ich liege regelmäßig nachts wach, beobachte die Lichter des Lagerlebens, die an der Containerdecke tanzen, und zähle den Blinkrhythmus der Signallampen, und immer wieder rutschen meine Gedanken in Gefechtssituationen. Dann höre ich die Sirenen, rufe meine Kameraden, schreie »Wegducken«, »Achtung«, »Schieß endlich«, und mein Herz pocht wie verrückt. Manchmal vergehen Stunden, bevor ich erschöpft wegnicke, und dementsprechend müde und gereizt bin ich dann am nächsten Tag.

Diese Nächte sind es, die mich belasten und bestimmt irgendwann krank machen. Aber ich weiß nicht, wie ich das ändern kann. Mit Schlafmitteln habe ich es schon versucht, aber das hat nichts gebracht. Nachts war ich trotzdem wach, dafür aber tagsüber todmüde. Das ist ja Unsinn. Ich muss endlich den richtigen Rhythmus wiederfinden.

Vermutlich brauche ich nur eine Auszeit. Ein schöner Urlaub mit Susi wird vermutlich schon reichen, um endlich wieder zur Ruhe zu kommen. Danach wird alles gut. Davon bin ich überzeugt. Aber auf einen neuen Einsatz melde ich mich nie wieder. Wenn die Transall mit mir im Bauch hier abhebt, will ich dieses Land nicht mehr wiedersehen.

Es ist die gleiche Transall, mit der meine drei Kameraden noch heute zurück in die Heimat fliegen, allerdings in ihren Särgen. Wir stellen uns jetzt alle aufgereiht an die Straße, die zum Flughafen auf dem Lagergelände führt. Begleitet von Militärmusik fährt im Schritttempo ein Unimog an uns vorbei, darin aufgebahrt sind unsere Kameraden. Wir salutieren, wenn der Wagen auf unserer Höhe ist. Scheiß Krieg!

Kapitel 7

»Mensch, Sandro, jetzt mach' mal halblang. Was stört dich denn der Pulli am Geländer!«, schimpft Susi. Sie ist wütend, sehr sogar. Dabei habe ich ihr nur gesagt, dass mich die Unordnung in unserer Wohnung stört. Gut, ich habe es ihr schon oft gesagt. Es bleibt mir ja auch gar nichts anderes übrig. Denn Susi ändert nichts, lässt weiter etwas herumliegen. Mal ist es wie heute der achtlos über das Treppengeländer geworfene Pulli im Flur, mal das halb nass liegengebliebene Handtuch am Badewannenrand.

»Dann leg doch den Pullover in den Schrank, wo er hingehört«, zische ich zurück. »Das kann ja nicht so schwer sein.«

Doch Susi ist unbelehrbar.

»Hör endlich auf mit deinem Ordnungsterror. Den kannst du in der Kaserne ausleben, aber nicht in unserer Wohnung.«

Bumms, schon fliegt die Haustür, und Susi ist weg.

Ich bin sauer, richtig sauer, pfeffere den Pulli in Susis geöffneten Kleiderschrank und knalle die Tür zu. Ich kann Unordnung nicht ertragen. Es macht mich verrückt, wenn etwas nicht an dem Platz liegt, an dem es liegen sollte. Schuhe gehören ins Schuhregal, Pullover in den Kleiderschrank, Handtücher an den Haken. Ich will Susi nicht erziehen, wirklich nicht. Aber sie kann schon ein bisschen ordentlicher werden.

Seit Februar 2009 wohnen wir zusammen, haben uns aber wegen der langen Einsätze kaum gesehen. Doch seit August 2009 sind wir auch räumlich ein Paar und verstehen uns bis auf unsere Meinungsverschiedenheiten zum Thema Ordnung eigentlich richtig gut. Der zeitgleiche gemeinsame Einsatz war eine riesengroße Herausforderung für uns. Wir haben sie gemeistert. Unsere Liebe ist durch die lange Trennung noch vertrauter, noch inniger geworden. Wir haben beide gespürt, dass wir uns wirklich lieben und für immer zusammenbleiben wollen, und wir sind auch in fast jeder Hinsicht ein super Team. Das merken wir auch daran, dass wir uns nicht nur gemeinsam fordern, sondern auch gemeinsam verwöhnen können.

Für die Monate in Staub und Angst wollen wir uns belohnen und buchen für eine Wahnsinnssumme eine Reise auf die Malediven. Susi ist in der vierten Woche schwanger. Auch das wollen wir feiern, natürlich in einem superschicken Luxushotel mit so vielen Sternen, wie sie bei der Armee nur der General hat.

»Ich fühle mich wie ein Filmstar«, sagt Susi, als wir in der tropischen Luft auf unserer Strandterrasse sitzen und uns einen in allen Farben schimmernden Cocktail bestellen. Der Tisch ist schneeweiß eingedeckt, die Kellner tragen lange Schürzen, und wir sitzen auf Korbstühlen, die nackten Füße barfuß im Sand. Im Hintergrund wird dezente Musik gespielt, und eine milchig-gelbe Beleuchtung macht den Endlos-Puderzucker-Strand zu einer unvergesslich romantischen Kulisse.

Ich denke an Esther und ihre Traumstrand-Fotos.

»Ich bin gar nicht mehr traurig, dass ich damals nicht aufs ›Traumschiff‹ gekommen bin«, sage ich zu Susi. »Ich sehe mir jetzt auch ohne ›Traumschiff‹ die Welt an. Und weißt du, eigentlich gefällt es mir hier auf dieser Terrasse auch viel besser als in der Küche eines Kreuzfahrtschiffes.«

»Das glaube ich«, schmunzelt Susi und sieht ungläubig auf den kunstvoll mit Muscheln dekorierten Hauptgang, den der Kellner uns gerade serviert.

Ich habe mir gegrilltes Fischfilet bestellt, angereichert mit köstlichem tropischem Gemüse und duftendem Reis, serviert mit so viel Chichi, dass ich es bestimmt nie vergessen werde.

»Ich fühle mich wie im Paradies«, schwärme ich weiter. »Die Welt kann nicht schöner sein, das Essen nicht köstlicher und die Liebe nicht größer.« Und mit jedem Bissen vom Fischfilet und jeden Schluck von meinem Cocktail glaube ich mehr daran, dass mein Leben einem Märchen ähnelt.

* * *

Zurück im Alltag, geht es natürlich wieder los mit dieser verdammten Unordnung, und die bringt mich immer schnell auf die Palme. Aber ich bin sicher, das wird schon. Unsere Beziehung wird dieser Hickhack dauerhaft nicht beeinflussen. Irgendwann wird Susi einsehen, dass ich recht habe, und mich verstehen. Sie ist doch auch bei der Armee und weiß, wie wichtig es ist, Systematik und Organisation zu haben. Es hat doch einen Sinn, dass man das in der Grundausbildung lernt.

Wenn man schnell zu einem Einsatz muss, ist es lebensgefährlich, seine Sachen nicht griffbereit zu haben, sondern lange danach suchen zu müssen. Im zivilen Leben geht es natürlich nicht um Lebensgefahr, aber es geht um Erleichterung. Man macht sich mit

Ordnung alles leichter. Bei mir geht das noch ein bisschen weiter: Mir gibt Ordnung Sicherheit! Ich brauche sie und lasse mir das auch nicht ausreden. Weder von Susi noch von jemand anderem. Denn mittlerweile ecke ich bei vielen wegen meiner Ordnungsliebe an.

»Nun bleib doch mal etwas lockerer«, hat mir auch meine Mutter gesagt, als ich vor Kurzem mit Susi bei ihr zu Besuch war. Wir hatten auch da ein kleines Streitgespräch zu dem Thema. Susi hatte sich einfach auf ein Kissen gesetzt und es dann so zerknittert auf dem Sofa liegen gelassen. Das geht nicht.

»Achte doch vorher darauf, wo du dich hinsetzt«, habe ich Susi gesagt und sie war prompt eingeschnappt.

»Habt ihr keine anderen Sorgen?«, hat Mutti gemeint und Susi damit indirekt beigepflichtet, sodass ich außen vor war. Aber das ist mir egal. Auch im zivilen Leben braucht man Regeln und Disziplin, basta!

Ich werde das bald bestätigen müssen, denn da ich meinen Vertrag nicht verlängert habe, werde ich am 30.9.2010 die Bundeswehr verlassen. Mein Entschluss steht. Ich bin hart geblieben, obwohl man mich mit tollen Angeboten überzeugen wollte dazubleiben. Meine vielen Fortbildungen, meine Pünktlichkeit und Verlässlichkeit, meine Einsätze, die Prämie, all das steht in meiner Akte, und man will mich behalten, weil man mit mir zufrieden ist. Schon nach der Rückkehr aus dem zweiten Einsatz 2008 hat man mich gleich noch einmal befördert und von der Gehaltsstufe A6 auf A7 hochgestuft. Jetzt, nach dem dritten Einsatz, könnte ich die Unteroffizierslaufbahn mit Portepee einschlagen, das heißt, mich zum Feldwebel ausbilden lassen. Klar freue ich mich über die Anerkennung. Man honoriert meine Leistung, auch das ist es, was ich an der Armee mag: Die Karriere ist berechenbar. Wer Erfolg haben will, bekommt ihn auch.

Aber ich gehe trotzdem, weil ich nie wieder in den Einsatz will. Denn die Gefahr, dass man mich bald wieder hinausschickt, ist groß. Ich bin einsatzerfahren, jung und mit meinen Kenntnissen gut einsetzbar. Und wenn ich dann ohne triftigen Grund absage, kann ich meine Karriere an den Nagel hängen. Da bin ich mir ganz sicher. Also ist es besser, jetzt »vom vollen Tisch aufzustehen« und mir ein Leben jenseits der Kaserne aufzubauen.

Aber ich gehe nicht ins Nichts. Ich habe Anspruch auf den Berufsförderungsdienst, das heißt, ich bekomme eine bestimmte Summe Geld, von der ich mir eine Ausbildung finanzieren kann. Dazu erhalte ich 15 Monate Gehalt und nach Ende der Dienstzeit habe ich noch zehn Monate Anspruch auf Übergangsgeld, das sind 60 Prozent des letzten Nettogehalts. Ich bin also wirklich abgesichert und falle nicht ins Bodenlose.

Ich überlege lange, was ich machen will. Auf jeden Fall möchte ich Führungsverantwortung. Ich bin gern Chef und habe bewiesen, dass ich diese Rolle auch ausfüllen kann.

Meine Wahl fällt schließlich auf eine private Hotelfachschule in Garmisch-Partenkirchen, auf der ich in zwei Jahren, genauer bis zum 30.7. 2011, zum Hotelbetriebswirt ausgebildet werde. Mit dem Zertifikat in der Tasche kann ich später einen gastronomischen Betrieb führen. Das ist eine Herausforderung für mich, die mich sehr reizt.

Das komplette erste Schuljahr über bin ich offiziell noch Bundeswehrangehöriger, d.h. ich habe noch meine Kleidung, meine mir zugewiesenen Waffen, meinen Spind und natürlich auch meinen Truppenausweis. Aber ich gehe nicht in die Kaserne, sondern in die Schule. Das ist eine riesige Umstellung für mich. Denn der Schulalltag ist ungewohnt. Ich muss den ganzen Tag sitzen, zuhören, mitschreiben, lernen. Mir fehlen die Freiheit, die Weite des Kasernengeländes und auch die Abwechslung des Soldatenlebens. Aber das ist egal. Ich habe ein Ziel. Ich möchte mich jenseits der Kaserne auch beweisen. Ich werde es schaffen. Irgendwie. Denn auch privat wird sich ja für mich bald vieles ändern: Wir werden eine Familie. Im April 2010 soll unser Kind auf die Welt kommen, und im September 2010 werde ich endgültig die Armee verlassen. Aber auch danach bin ich noch Schüler und fühle mich täglich zurückversetzt in meine Jugend. Das Leben »draußen« ist leicht, unbeschwert, weniger ernst, und genau das macht mir Probleme.

»Lach doch mal!« Ich weiß nicht, wie oft ich diesen Satz von meinen Mitschülern höre. »Stracki, komm, sei mal locker« und »Mensch, nimm doch nicht immer alles so ernst« sind auch Sätze, die sie mir sagen. Es ist nicht böse gemeint. Sie wollen mich nur necken.

Ich weiß ja, dass ich anders auftrete als meine Mitschüler, die fast alle bislang im Service irgendwelcher Gastronomiebetriebe gearbeitet haben. Ich bin der einzige Soldat, wirke garantiert erwachsener, korrekter, vielleicht auch steifer. Aber mich haben die Jahre bei der Armee einfach anders geprägt.

Wie sehr, das erlebe ich, als ich im November 2009 mit zwei Mitschülern nach Schulschluss noch in ein Bistro gehen will. Es sind nur knapp zehn Minuten zu Fuß, aber Jan und Tore wollen plötzlich eine Abkürzung nehmen und gehen statt auf den angelegten Wegen direkt über die Rasenfläche eines kleines Parks. Wir sprechen gerade lebhaft über den Schulstoff, es geht um Kalkulation und Controlling, meine Lieblingsfächer, als mir plötzlich ganz heiß wird. Ich schwitze, atme schnell, bekomme keine Luft mehr und bleibe abrupt stehen.

»Hey, Stracki, komm'«, ruft mir Jan, ein groß gewachsener Münchner, zu. Er steht jetzt im Laternenschein mitten auf dem Rasen und winkt mich zu sich herüber.

»Nun komm schon, hast du Angst, dass deine Schuhe nass werden? Mensch, Junge, stell dich nicht so an.« Jan lacht jetzt.

Tore, ein kleiner kugelrunder Franke, geht einfach weiter. »Ich habe Durst. Das kalte Bier wartet«, ruft er mir zu und verschwindet mit großen Schritten Richtung Innenstadt. Und ich? Ich stehe da, sehe die große Rasenfläche, die in das milchige Licht der Laternen getaucht ist, und habe Angst, furchtbare Angst.

Das Blut ist schon im staubigen Erdboden versickert. Aber um das kreisrunde Loch liegen im weiten Umkreis bestimmt mehr als hundert Leichenteile. Ich sehe einen abgerissenen Fuß, an dem noch die Sandalen befestigt sind. An einem Arm, der einer Frau gehörte, glänzen Goldringe. Ein Torso ist fast noch ganz erhalten. Es ist ein Mann, der vermutlich schon älter war. Wo sein Kopf und seine Arme geblieben sind, kann man nicht mehr erkennen. Der kleine Park im Herzen von Kabul gleicht heute einem Schlachtfeld. Abgerissene Körperteile liegen neben Kleidungsstücken, Einkaufskörben, einem Gehstock, an dem noch die abgerissene Hand zu erkennen ist. Afghanische Sanitäter und Polizisten sammeln die Leichenteile ein, sichern die Spuren. Es ist eine gespenstische Szene, unwirklich, grausam. Hier ist nicht nur eine dieser teuflischen Minen hochgegangen, nein, hier sind mehrere explodiert.

»Warum sind hier bloß so viele Menschen langgegangen?«, fragt der Kommandant und schüttelt fassungslos über so viel Gewalt den Kopf. »Sie wissen doch, dass das Gelände vermint ist.«

»Komm, gib Gas, lass uns weiterfahren« meint mein Kamerad Luc, der hinter mir im Fond des Transportpanzers sitzt. »Ich kann das alles hier nicht mehr sehen.«

Ich gebe Gas. Er hat recht. So viele Grausamkeiten halten unsere Seelen nicht mehr aus. Wer ständig nur Blut und Tod sieht, geht daran kaputt.

Ich sehe jetzt die Grünfläche und den immer noch nach mir winkenden Jan. Aber wie Blitze drängen sich auch die anderen Bilder wieder und wieder dazwischen: abgerissene Beine, der blutige Boden, ein zuckender, sterbender Körper.

»Stracki, Mensch, was ist denn los. Komm doch. Du hast doch gehört, das Bier wartet!«

Ich nicke Jan zu. Aber ich kann nicht kommen. Ich schaffe es nicht, einen Fuß auf diese Rasenfläche zu setzen. Wie angewurzelt bleibe ich auf dem Gehweg stehen und zittere immer stärker.

Jan ist mit wenigen Schritten bei mir.

»Was ist los? Ist dir nicht gut?«, meint er und legt mir den Arm um die Schulter. Alles geht so schnell. Instinktiv wehre ich den Griff ab, lasse meinen Ellbogen mit aller Kraft nach hinten schnellen und treffe Jan offenbar sehr schmerzhaft an der Hüfte.

Er schreit getroffen auf, sackt nach vorn und geht tatsächlich vor mir in die Knie. Mit einem ungläubigen Blick sieht er mich noch im Fallen an, murmelt mit verzerrtem Gesicht »Was ist denn los?«, und prustet vor Schmerzen und Luftnot.

Und dann passiert das, was ich nie für möglich gehalten hätte. Ich fahre den vor mir auf dem Boden kauernden Jan völlig unvermittelt an. »Mir geht's gut! Kapierst du das! Mir geht's gut«, wiederhole ich gleich noch einmal den Satz. »Aber dein blödes Bier kannst du allein trinken.«

In dem Moment realisiere ich, was hier gerade passiert, und schäme mich entsetzlich. Mit einem Ruck ziehe ich Jan vom Boden hoch und sage ihm, wie sehr mir das alles leid tut. Ich rede von einem furchtbaren Missverständnis und dass ich nicht wisse, was in mich gefahren sei. Jan wischt sich die nasse Erde von der Kleidung. Er ist trotz meiner zahlreichen Erklärungen irritiert. »Ist schon gut!«, meint er aber versöhnlich, und ich klopfe ihm dankbar auf die Schulter.

»Lass uns gehen und bitte«, ich sehe Jan jetzt durchdringend an, »bitte sprich mit niemandem darüber, was hier gerade abgelaufen ist. Es ist mir peinlich. Ich glaube, der ganze Schulstress setzt mir mehr zu, als ich gedacht habe.«

An diesem Abend wartet nicht nur ein Bier auf mich. Ich trinke reichlich. Ich will mich abschießen. Heute brauche ich das. Es macht mir Angst, dass etwas in mir passiert, das ich nicht einschätzen kann. Was ist bloß los mit mir? Bringt mich ein bisschen Stress schon so an meine Grenzen, dass ich unkontrolliert reagiere? Und warum geht der Krieg in meinem Kopf weiter? Ich bin doch im Frieden. Hier in Deutschland gibt es keine verminten Gelände. Warum denke ich dann daran?

Als ich an diesem Abend im Bistro sitze und ein Bier nach dem anderen in mich hineinschütte, bin ich zum ersten Mal in meinem Leben richtig verzweifelt. Ich habe plötzlich das Gefühl einer grenzenlosen Überforderung. Nichts ist mehr in meinem Leben, wie es einmal war. Es ging mir gut in den letzten Jahren. Ich habe mich beruflich jedes Jahr weiterentwickelt und hatte einen rasanten Karriereaufstieg. Vom einfachen Gesellen hat mich die Bundeswehr Jahr für Jahr höher katapultiert. Ich konnte viel lernen und völlig neue Berufsfelder erschließen. Ich habe Auszeichnungen und viel Lob bekommen. Ich war wer. Und jetzt? Ich bin aus 30 Grad Sonne ins eiskalte Wasser gestürzt und stehe jetzt hier und fühle mich tropfnass. Meine Zukunft macht mir Angst. Schaffe ich die Schule? Finde ich mich im zivilen Leben zurecht? Am liebsten würde ich die Kündigung zurückziehen und zurück zur Armee gehen. Aber das geht nicht. Ich will nicht wieder in den Einsatz, und außerdem ist das peinlich und überhaupt ist Aufgeben gar nicht meine Sache.

»Auf Scherben stehen bleiben geht nicht«, hat Mutti immer gesagt. Sie hat recht. »Wer aufgibt, hat schon verloren« passt hier auch. Ich bin nicht so. Ich vertraue mir. Als ich nach Hause gehe, fühle ich mich besser. Ich mache weiter. Ich habe ja ein Ziel.

* * *

Susi ist sauer. Seit Stunden spricht sie kein Wort mehr mit mir. Ich schiebe es auf die Schwangerschaft. Der Hormoncocktail in ihrem Blut macht sie unberechenbar. Aber egal, in zwei Monaten kommt unser erstes Kind auf die Welt, und ich freue mich riesig darauf. Es ist ein Junge und soll Bastian heißen. So lange muss ich das ständige Gemeckere einfach ertragen.

Susi dagegen findet, dass ich sie mit meiner Ordnungsliebe verrückt mache und sie deshalb so häufig ungehalten reagiert. »Du machst mich irre«, hat sie mich angefahren, nur weil ich zum wiederholten Mal an diesem Sonntag die Gardinen gerichtet habe.

»Ist das jetzt auch schon schlimm?«, habe ich zurückgeknurrt. Ich mag eben nicht, wenn Gardinen schief vor dem Fenster hängen. Ich mag Ordnung und Übersichtlichkeit.

»Du spielst hier zu Hause Kaserne, und das mache ich nicht mit«, schimpft Susi jetzt weiter. »Ich brauche keinen Spieß in meinen vier Wänden!«

Susi versteht mich nicht. Sie will nicht nach meinen Vorgaben leben. Aber was ist schlecht daran, wenn man Regeln hat und sie mit Disziplin einhält? Bei mir stehen eben keine ungeputzten Schuhe im Schrank. Ich reinige sie sofort nach dem Ausziehen, ziehe sie auf Spanner und stelle sie weg. Susi ist das egal. Sie stellt die Schuhe so zurück, wie sie sie auszieht. Das ist unmöglich. Und wenn ich etwas sage, fühlt sie sich von mir kontrolliert und rastet aus. Wir haben neuerdings oft Krach. Das Komische: Susi ist ja noch aktiv bei der Armee. Warum macht sie mir Vorwürfe für etwas, was sie doch im Job genauso umsetzt?

»Weil Job Job und Freizeit Freizeit ist«, sagt sie kess. »Du musst nicht den Job in die Freizeit tragen.«

Aber darum geht es mir gar nicht. Es geht darum, dass Kontrolle das Leben leicht macht, zu jeder Zeit. Wer seinen Alltag organisiert, erlebt keine unangenehmen Überraschungen.

»Wenn man alles unter Kontrolle hat, kann einem nichts passieren«, versuche ich ihr zu erklären. »Es geht um Sicherheit, verstehst du!«, sage ich weiter und höre, dass sich meine Stimme immer schroffer anhört. Aber es macht mich einfach wütend, dass sie so uneinsichtig ist. Susi hört jetzt gar nicht mehr zu, sondern setzt sich vor den Fernseher und zappt durch die Programme. Ich will mich vertragen und setze mich zu ihr. Doch was war das? Es hörte sich an wie eine Explosion. Im Fernsehen läuft ein amerikanischer Kriegsfilm.

Ich höre schon wieder eine Explosion. Der Nachthimmel ist glutrot. Ich sitze mit zwei Kameraden beim Essen. Die Sirene schrillt los. Ich greife instinktiv mit der rechten Hand zur Waffe. Das schwere Eisen gibt mir Sicherheit.

»Los, wir müssen in die Schutzräume«, ruft der Truppführer, und wir lassen alles liegen und stehen und laufen mit der Waffe im

Anschlag los. Im Schutzraum angekommen, rast mein Puls. Aber das kommt nicht vom Laufen. Ich bin sportlich fit, und die paar Meter machen mir nichts aus. Dass ich außer Atem bin, liegt an der seelischen Anspannung. Über unsere Köpfe donnern plötzlich Raketen hinweg. Ein Angriff? Ein Anschlag? Kommt es dieses Mal zum Ernstfall?

»Sandro? Schatz, was ist los?« Susi rüttelt mich an der Schulter und streichelt mir sanft über das Gesicht. »Sandro, wo warst du mit deinen Gedanken? Ich habe mir Sorgen gemacht.«

Ich schüttele den Kopf. »Musst du nicht, Schatz. Es ist alles in Ordnung.« Ich weiß, dass ich lüge.

Ich weiß schon lange nicht mehr, was los ist. Irgendetwas stimmt nicht mit mir. Ich schlafe nicht nur schlecht, habe Albträume und bin häufig gereizt und aufbrausend, ich spüre auch ständig eine innere Unruhe und bin richtig aufgewühlt.

Schwer atmend und müde lehne mich an Susi. Sie streichelt meinen Kopf. Ich bin ihr in dem Moment richtig dankbar, denn ich will keinen Streit mehr. Wir lieben uns doch.

In der Nacht finde ich wieder keine Ruhe. Susi schläft seelenruhig neben mir, atmet gleichmäßig und scheint mit nichts ein Problem zu haben. Ich beneide sie. Seit Stunden starre ich jetzt schon an die Decke, und meine Gedanken schlagen Purzelbäume. Es geht mal um mein Prüfungsthema ›Abrechnungen‹, und ich erstelle in Gedanken Tabellen. Aber es geht auch um Susi, um unser Kind, um alles, was sich Tag für Tag in meinem Leben gerade ereignet. Aber warum kann ich nicht schlafen? Warum drehen sich ständig Bilder und Erinnerungen in meinem Kopf? Mal sind es nur Wortfetzen, dann wieder ganze Szenen, aber es gibt keinen Schalter, mit dem ich das ausknipsen kann. Die Bilder, Geräusche und Geschichten tauchen auf, wenn ich nicht damit rechne, und verschwinden genauso plötzlich, wie sie gekommen sind.

Sorglos stecke ich den Schlüssel in die Haustür. Hinter mir liegt ein anstrengender Arbeitstag. Zu Hause wartet Susi mit unserem kleinen Sohn. Ich freue mich riesig auf die beiden. Es ist Sommer, und wir werden heute noch spazieren gehen. Ich schließe die Tür auf. »Susi-Schatz, ich bin da.« Doch sie kommt nicht wie sonst immer mit dem Kleinen auf dem Arm auf mich zu. Nein, Susi ist nicht da. Mit einem Satz stehe ich im Flur, stoße die Wohnzimmertür auf, und dann liegen sie da. Sie und mein Kind. Erschossen von den Taliban. Alles ist voller Blut. Es ist grausam. Ich schreie meinen Schmerz hinaus, weine, schluchze, breche zusammen.

»Schatz, wach auf. Es ist alles gut. Du bist zu Hause. Ich liebe dich.«

Susi hat ihren Arm um mich geschlungen, hält mich ganz fest. Ich weine wie ein Kind. Aber vor Glück. Sie ist da, und ihr Bauch ist so kugelrund, dass es ganz sichtbar auch meinem ungeborenen Sohn bestens geht.

»Was hast du denn geträumt?«, fragt sie mich liebevoll.

»Ich weiß es nicht mehr«, weiche ich aus. »Irgendetwas von Einbrechern, einfach nur Blödsinn. Frag nicht weiter.«

Aber Susi lässt sich nicht so einfach abwimmeln.

»Was heißt denn ›etwas von Einbrechern‹? Erzähl doch mal davon. Du scheinst oft schlecht zu träumen. Vielleicht hilft es dir, darüber zu sprechen.«

Aber egal wie geschickt sie mich fragt, sie kriegt mich nicht zum Reden. Ich will nichts erzählen, ich will nicht diese grausamen Bilder wiedergeben. Ich würde damit doch nur alle aufregen. Es ist besser, die Bilder in meinem Kopf einzuschließen. Dann quälen sie nur mich. Aber ich bin sicher, ich brauche nur Zeit. Tag für Tag und Nacht für Nacht werden sie schwächer werden. Und irgendwann sind sie dann weg.

»Ist alles wieder gut, Susi, komm, wir schlafen jetzt!«, versuche ich sie zu beruhigen.

Sie geht darauf ein. »Ja, das wäre gut. Du hast morgen wieder einen anstrengenden Tag vor dir. Dann zähl jetzt mal fleißig Schafe.«

Ich nicke. »Ich versuche es, aber wenn ich bei hundert angekommen bin, wecke ich dich und du zählst weiter«, versuche ich etwas Leichtigkeit in das Gespräch zu bringen.

* * *

»10, 9, 8, ...« Wir zählen sehr langsam, dafür aber lautstark das Jahr aus. In wenigen Augenblicken geht 2010 zu Ende. Es ist viel passiert in den letzten zwölf Monaten. Am 1.4.2010 ist unser Sohn Bastian auf die Welt gekommen. Es war keine leichte Geburt. Susi hatte innere Blutungen, und man musste den Kleinen mit einem Notkaiserschnitt holen. Aber nach zwei bangen Stunden gab es Entwarnung. Mama und Kind waren »wohlauf«. Seitdem sind wir eine glückliche kleine Familie. Ich hätte Susi gern geheiratet. Aber sie wollte nicht, möchte es bis heute nicht. Ich muss mich fügen.

Am 30.9.2010 bin ich komplett aus der Bundeswehr ausgeschieden. Es war ein mehr als komisches Gefühl, den Spind zu räumen, die Kleidung zur Kammer zu bringen und die Waffen geputzt abzugeben. Dann kam die ärztliche Abschlussuntersuchung, und als Letztes habe ich im Geschäftszimmer meine Marke und meinen Dienstausweis ausgehändigt. Vorher bin ich noch vor der Kompanie angetreten.

»Im Namen der Bundesrepublik Deutschland danken wir dem Stabsunteroffizier Strack für seine treuen Dienste und verabschieden ihn mit einem dreifachen kräftigen ›Horrido joho‹«.

Danach nimmt sich der Kompaniechef noch die Zeit, mir die Hand zu geben und mir alles Gute für die Zukunft zu wünschen.

»Was haben Sie denn vor, Herr Strack?«, fragt er mich freundlich, und ich bleibe bei der Wahrheit, sage, dass ich das noch nicht weiß.

»Ich mache erst einmal meine Prüfung, und wenn alles gut läuft, kann ich mit einem neuen Job ein neues Leben beginnen.«

Wir trinken sogar noch eine Tasse Kaffee in seinem Büro, danach gehe ich. Leise. Es ist vorbei. Ich gehe in eine unbekannte Zukunft.

Ich bin jetzt Zivilist und fühle mich ein bisschen wie damals, als ich nach der Schule keine Vorstellung davon hatte, wie mein Leben weitergehen sollte. Ich habe mich selbst aus dem Nest geworfen und hätte nie gedacht, dass mir der Abschied von der Armee so schwerfallen würde.

Aber ich stehe zu meiner Entscheidung. Einmal »Ja« ist immer »Ja«. So funktioniere ich nun mal. Ich darf jetzt nicht traurig sein. Das Leben liegt vor mir. Im nächsten Jahr mache ich meine Prüfung, und dann starte ich noch einmal ganz groß durch. Eigentlich eine schöne Lebenssituation.

Aber ich fühle ich mich nie richtig wohl. Die vielen alltäglichen Kleinigkeiten sind mein Problem. So habe ich neuerdings Mühe, spontan zu sein. Ich kann nicht einfach mal alles liegen und stehen lassen, aufstehen und wegfahren. Das passt nicht zu mir. Susi ist da ganz anders. Sie hat eine Idee und – zack! – setzt sie sie um. Ich dagegen brauche Zeit, alles genauestens abzuwägen. Susi ist ein Schnellboot, wendig und reaktionsschnell. Ich bin ein Tanker geworden, schwerfällig und nur ganz langsam in Fahrt zu bringen.

Ich brauche für alles klare Leitlinien, nur dann komme ich zurecht. Aber wehe, es passiert etwas Unvorhergesehenes. Dann gerate ich ins Taumeln. Früher war das nicht so, aber seit ich in den Einsätzen war, möchte ich alles kalkulieren und vorhersehen können.

Susi bedauert das. »Du hast dir einen Käfig aus Regeln gezimmert. Sei doch mal spontan, so wie früher.« Aber ich kann das nicht mehr. Ich brauche ein starres Gerüst, um dem Leben standzuhalten. Wenn nicht, werde ich nervös, unruhig, leider manches Mal auch laut. Susi nimmt das hin. Zum Glück. Aber ich merke schon, dass ich ihr häufig unrecht tue. Susi ist eigentlich eine lustige Frau, die Spaß sucht, viel lacht, unbekümmert und herzlich ist. Aber meine neuerdings mal ernste, mal aufbrausende Art scheint sie zu dämpfen. Sie ist nicht mehr fröhlich.

3,2,1… es geht los. Die Sektkorken knallen. Ich setze mir die Flasche an den Mund und trinke große Schlucke daraus. Der Alkohol tut mir gut Damit ist mein Kopf etwas gedämpfter, und meine Gedanken tanzen langsamer. Gluck, gluck, gluck. Richtig gierig lasse ich mir das sprudelnde Getränk durch die Kehle laufen. Ich brauche das heute.

»Sandro, es reicht!«, Susi steht vor mir. Sie sieht mich böse an.

»Du hast schon eine halbe Flasche Sekt getrunken. Ich glaube, das ist genug.«

Sie hat recht. Um mich herum dreht sich bereits alles. Die Leute tanzen nach der Musik, die Bässe brummen, *ich lasse den Motor des schweren Dingos an, drücke das Gaspedal herunter. Zehn Tonnen setzen sich langsam in Bewegung. Mit einem lauten Surren öffnet sich vor mir das Lagertor. Wir fahren heute nach Kunduz heraus und sichern einen Hilfsgüter-Transport. Ich habe Angst, denn heute früh sind Warnungen der Amerikaner hereingekommen. Wir sollen auf einen Selbstmordattentäter in einem Lkw achtgeben. Wir sind höchstens zehn Minuten unterwegs, da sehe ich, dass hinter mir ein Lkw zum Überholen ansetzt ...*

»Lass uns gehen«, raunze ich Susi an. »Ich will hier raus!« Ehe sie darauf reagieren kann, fasse ich ihr schon ans Handgelenk und ziehe sie hinter mir her. »Komm mit, schnell. Wir müssen raus.«

Aber Susi will nicht gehen und wehrt sich.

»Lass mich endlich los!«, zischt sie mich wütend an. Doch ich ziehe sie einfach weiter durch die Disco Richtung Ausgang. Ich will raus hier, nach Hause zu meinen Eltern. Sie passen heute auf Basti auf, damit wir feiern können. Aber ich will gar nicht feiern. Ich will meine Ruhe.

»Sandro, lass mich los!«, schreit Susi jetzt laut. »Ich habe langsam genug von dem ganzen Theater. Ich bleibe noch. Es macht mir Spaß hier, und ich habe mich sehr auf den Abend gefreut.« Und mit einem Ruck zieht sie den Arm weg und baut sich wütend vor mir auf.

»Du kannst gehen, wann du willst«, fährt sie mich an. »Aber wann ich gehen möchte, entscheide ich allein.«

»Ich weiß, ich will dir ja auch keine Vorschriften machen«, sage ich jetzt leise. Ich weiß, dass ich mich falsch verhalten habe und entschuldige mich. »Aber, Susi, ich halte das alles einfach nicht mehr aus. Die laute Musik, die Stimmen. Ich kann das nicht.«

»Stracki, gib Gas, wenn der Kerl auf gleicher Höhe mit uns ist, knallt er uns ab.«

Ich nicke, gebe Vollgas, und mit einem dumpfen Röhren setzt sich die Maschine in Gang. Doch ich sehe im Rückspiegel, dass der Lkw, der uns verfolgte, nach links abbiegt. Ist die Gefahr vorbei? Oder war das alles nur ein perfides Ablenkungsmanöver?

»Liebling, ist schon gut«, sagt Susi, und ihre Stimme klingt jetzt ganz mild. »Aber bitte höre endlich auf, an mir herumzureißen. Ich möchte noch bleiben. Aber was ist eigentlich los mit dir?«

»Nichts«, sage ich knapp und lasse sie stehen. Dann muss sie allein tanzen mit diesen Idioten. Ich nehme mir ein Taxi und fahre nach Hause. Ich habe genug gefeiert.

* * *

»Jetzt mach doch mal die Zigarette aus!« Meine Mutter reißt wütend das Fenster auf. »Das ganze Zimmer riecht wie eine Kneipe. Du hast noch nie so viel geraucht wie jetzt.«

»Das ist nur heute. Normalerweise rauche ich kaum«, versuche ich sie zu beruhigen.

Es ist Januar 2011, und ich habe die ersten Tage des neuen Jahres nicht wirklich genießen können. Nach der missglückten Silvesterfeier haben Susi und ich Streit. Meine Eltern halten sich heraus, aber ich sehe, dass ihnen der ganze Hickhack auf die Nerven geht. Sie wollen mich glücklich sehen und nicht im Stellungskrieg mit meiner Freundin, der Mutter ihres Enkelkindes.

»Susi ist zum Einkaufen gefahren«, spricht Mutti weiter. »Sie ist in einer Stunde zurück. Ihr solltet heute mal etwas zusammen unternehmen«, meint sie weiter.

Ich nicke. »Ja, wir gehen nachher spazieren«, sage ich schnell und nehme mir fest vor, mit Susi und Basti heute durch den Stadtpark zu laufen.

Ich habe gestern nicht nur zu viel getrunken, sondern auch wirklich zu viel geraucht. Ich lasse mich mehr gehen, als ich es jemals für möglich gehalten hätte. Dabei war ich nie jemand, der sich bei

Problemen vollqualmt und zur Flasche greift. Im Gegenteil. Statt zu trinken habe ich in schwierigen Situationen immer konzentriert nach Lösungen gesucht und sie auch umgesetzt. Aber jetzt beginne ich mich vor Problemen wegzuducken. Ich bin ängstlich geworden und unsicher. Der angestrebte Freiflug in mein neues Leben macht mir plötzlich immer größere Angst. Packe ich das Studium? Packe ich mein Leben? Bin ich ein guter Vater?

Kapitel 8

Seit vier Wochen führen Susi und ich eine Wochenendbeziehung. Susi ist mit Bastian zurück in ihren Heimatort Miltenberg gezogen. Sie ist noch in Elternzeit und möchte in der Nähe ihrer Mutter sein, damit die sich auch mal um Basti kümmern kann. Ich bleibe noch so lange in Murnau, bis meine Ausbildung beendet ist. Danach wollen wir uns ein Haus in Miltenberg mieten.

Ich mag Miltenberg. Es ist ein romantisches mittelalterliches Städtchen mit offenen, herzlichen Menschen. Susi kennt gefühlt jeden hier, und so habe ich schnell einen riesengroßen Freundeskreis. Und das wird zum Problem. Susi geht gern aus. Ich nicht. Ich möchte am liebsten nur mit ihr und Basti allein sein. Große Menschenmengen machen mir Angst. Ich kann den Lärm nicht ertragen.

Aber ich weiß auch, dass Susi unzufrieden wird, wenn ich nicht wenigstens ab und zu mit ihr ausgehe. Ich habe auch ein schlechtes Gewissen, weil ich Silvester so gereizt gewesen bin, und deshalb lasse ich mich überreden, mit ihr Fasching zu feiern. Es ist ein großes Fest mit vielen Leuten und lauter Musik. Ich habe mich als Kapitän verkleidet und Susi geht als Meerjungfrau. Aber die richtige Stimmung kommt bei mir nicht auf. Stattdessen kippe ich ein Glas Bier nach dem anderen herunter, werde aber nicht wie früher lustig, sondern immer teilnahmsloser. Susi ist jetzt wieder sauer auf mich. Sie mag nicht, dass ich so viel trinke.

»Na bravo, ich kann mir ja denken, wie der Abend ausgeht«, zickt sie mich an.

»Du kannst ja wieder allein die Nacht durchmachen«, kontere ich.

Wir zicken uns vor allen Leuten an. Eine Freundin versucht noch zu schlichten, indem sie uns zusammen auf die Tanzfläche schiebt. Aber ich bin viel zu angetrunken, um noch vernünftig tanzen zu können. Irgendwann lässt mich Susi einfach stehen und feiert mit ihren Freundinnen weiter, und ich ziehe mich in eine Ecke zurück und schlucke allein mein Bier weiter. Die Faschingsschlager, das Geschunkele, der Alkohol, das laute Geschrei der Partygäste, für meine Nerven ist das zu viel. Und dann passiert es. Ein Gast dreht die Musikanlage voll auf. Die Bässe brummen wie mein Diesel, mit dem ich seit einer Stunde durch Kabul fahre. Ich bin auf einer Krankenhaus-Tour und lasse jetzt das Fahrzeug auf den Innenhof eines schlichten Gebäudes rollen.

»Bringen Sie die Pakete hier herein«, meint die freundliche Übersetzerin im fast akzentfreien Deutsch und öffnet uns die Tür. Ich bin mit drei Kameraden hier, und wir liefern Hilfsgüter an ein Krankenhaus aus. Wobei Krankenhaus vielleicht der falsche Begriff ist. Es ist eine notdürftig zusammengezimmerte Krankenstation. In einem ehemaligen kleinen Bürogebäude hat man Betten in die Räume gerollt und mit Gardinen die Behandlungsräume abgeteilt. Dahinter werden die durchweg kleinen Minenopfer versorgt. Manche sind erst zwei, drei Jahre alt und sehen uns mit leeren Augen an. Manche wimmern leise vor sich hin. Es tut weh, sie so leiden zu sehen.

Die Russen haben beim Abzug aus Afghanistan das halbe Land vermint. Später haben die Taliban nachgelegt. Leidtragende sind die Zivilisten, oft auch Kinder, weil sie leichtsinnig Wege gehen, die die Erwachsenen meiden. Und jetzt liegen sie hier, mit verstümmelten Gliedmaßen. Es ist eine Schande.

Ich habe neben den Kartons mit Hilfsgütern auch Kugelschreiber und Schokolade dabei. Die Kinder, die nicht bettlägerig sind, kommen sofort auf uns zu, umringen uns und strecken bittend ihre Hände aus. Einige sprechen etwas Englisch.

Ich höre »Please give me a pen« oder »Chocolate, please chocolate«, und wir dürfen ihnen etwas zustecken. Das sind die schönen Seiten des Einsatzes. Ein kleiner Junge berührt meine Hand, streichelt sie, sagt »Thank you«.

Gerührt beuge ich mich zu ihm hinunter. »What's your name?«, frage ich ihn. »Ali!«, antwortet er und strahlt mich mit seinen schwarzen Kulleraugen freundlich an. Die Übersetzerin erzählt mir, dass er ein Waisenkind ist und niemanden mehr hat, der für ihn da ist.

Ich sehe ihn an. Sein linkes Bein ist unter dem Knie abgetrennt. Er humpelt an zwei laienhaft zusammengezimmerten Krücken. Eine Prothese wird er niemals bekommen. Ich möchte Ali am liebsten in den Arm nehmen. Aber das ist nicht erlaubt. Ich bin sowieso schon viel zu tief hineingetaucht in seine Welt. Wir haben oft genug trainiert, genau das nicht zu tun. Denn wenn die Sinne auf etwas anderes als die eigene Sicherheit fokussiert sind, droht der eigene Tod. Ich stehe auch vor diesen Kindern mit dem Gewehr im Anschlag und beobachte, auch während ich mit Ali ein paar Sätze austausche, was um mich herum passiert. Die Schuhe? Ja, ich habe zuerst auf die Schuhe der Übersetzerin geachtet. Ich weiß, dass dieser Blick mein Leben retten kann. Es ist genau dieses Hin- und Hergerissensein zwischen menschlicher Anteilnahme und ständiger Aufmerksamkeit, die den Alltag in Afghanistan so unglaublich kräftezehrend machen. Und die ständige Präsenz der Waffe schafft sowieso eine Ausnahmesituation. Wer immer mit einer dreieinhalb Kilo schweren schussbereiten Schnellfeuerwaffe herumlaufen muss, hat andere Gedanken im Kopf.

Die Bässe machen mich verrückt. Ich möchte nach Hause und meine Ruhe haben. Ich kann mit dieser komischen Welt hier nichts mehr anfangen. Morgen werde ich mit Susi sprechen und ihr sagen, dass ich nicht mehr auf Partys gehen werde. Das ist vorbei. Mein Herz schlägt jetzt ganz schnell. Ich fühle mich innerlich wie gehetzt. Ich muss hier raus.

»Geht das schon wieder los«, mault mich Susi an, als ich schon in meiner Winterjacke vor ihr stehe. »Willst du wieder nach Hause? Vielleicht wärest du geselliger, wenn du dich nicht immer wie ein Alkoholiker vollllaufen lassen würdest«, stichelt sie.

Ich bin sauer. Was soll diese unnötige Bemerkung. Ich weiß selbst, dass ich heute viel getrunken habe, zu viel. Aber ich bin kein Trinker. Ich rühre zu Hause keinen Tropfen an und sie kann sich ihre Bemerkungen sparen.

»Sandro, wir müssen sprechen!«, höre ich Susi noch sagen. »Morgen setzen wir uns zusammen, und du sagst mir, was los ist!«

»Ich will morgen reden, da kannst du sicher sein«, betone ich lautstark. »Und zwar darüber, dass ich auf dieses alberne Herumgehopse hier keine Lust mehr habe. Das ist mir zu doof. Das ist los, kapierst du, ich habe keine Lust auf diesen Mist.«

Kaum habe ich mir Luft gemacht, sehe ich Susis Tränen. Sie weint. Verdammter Mist, warum musste ich wieder so gemein zu ihr sein? Ich bin so aggressiv geworden. Es reicht eine Spitze von ihr, und ich schieße sofort zurück, aber mit doppelter Munition.

Sekunden später ist Susi wie vom Erdboden verschluckt. Vermutlich ist sie jetzt allein nach Hause gegangen. Ich habe ihr auch diesen Abend verdorben. Dabei hatte sie sich so auf diese Faschingsfeier gefreut.

»Komm ,Sandro, trink noch ein Bier«, stößt mich jetzt ein Kumpel an, und ich lasse mir in dieser Stimmung das Angebot nicht entgehen. Doch nach ein paar Schluck bekomme ich das ganz große Jammern. Ich bin richtig verzweifelt und fühle mich hundeelend. In meinem Kopf drehen sich jetzt Bilder meines Lebens. Meine Schulzeit, die Lehrer, ein Urlaub mit den Eltern an der Ostsee und immer wieder Afghanistan, Kabul, Kunduz, Camp Warehouse. Meine Güte, werde ich verrückt? Ich muss nach Hause, zu Susi, sofort.

Auf dem Heimweg durch das stockfinstere Miltenberg rufe ich zu Hause in Bautzen an. Papa ist am Apparat. Er klingt verschlafen. Ich weiß, wie spät es ist, aber ich muss mit jemandem sprechen. Ich muss endlich sagen, dass ich nicht mehr weiterweiß und Hilfe brauche. Ich fühle mich nutzlos und überflüssig, und wenn nicht bald etwas passiert, fliegt mir mein ganzes Leben um die Ohren.

***

»Sandro, du brauchst eine Therapie!« Als mir meine Mutter diesen Satz sagt, bekomme ich weiche Knie. Ich war Soldat, habe drei Auslandeinsätze geschafft, und jetzt sagt mir meine eigene Mutter, dass ich in die Klapse gehöre.

»Was soll das?«, pampe ich sie an. Gut, gestern Abend habe ich mich am Telefon bestimmt fürchterlich angehört. Meinen Vater hat das merkwürdige Gespräch garantiert überfordert. Ich habe natürlich gemerkt, dass er gar nicht damit umgehen konnte. Aber er war geschickt, hat sich erst einmal angehört, was ich ihm sagen wollte, dass ich diese Bilder im Kopf habe, innerlich unruhig und nervös bin und immer Ängste habe. Er hat genau zugehört und mir dann gesagt, ich solle schlafen gehen und morgen würden wir eine Lösung finden. Ich habe nicht an eine Lösung geglaubt, aber es hat mir gutgetan, einfach mal das Herz ausschütten zu können. Die paar Minuten am Handy haben ein bisschen Druck aus dem Kessel genommen.

Jetzt ist meine Mutter am Telefon. Sie arbeitet seit 2005 in einem Frauenberatungszentrum und hat viel mit Menschen zu tun. Sie ist entsprechend einfühlsam und sehr geschickt. Von ihr hätte ich mir mehr erwartet als nur die Aussage, ich sollte mich therapieren lassen.

»Ich bin nicht verrückt«, zische ich sie jetzt an. Aber Mutti bleibt ruhig und lässt nicht locker.

»Sandro, ich weiß, dass du nicht verrückt bist. Darum geht es ja auch nicht. Aber du brauchst trotzdem Unterstützung. Ich habe mich bei Dr. Mertens, unserem Hausarzt, erkundigt. Du solltest mit deinem Truppenarzt in Murnau sprechen. Die wissen am besten, was zu tun ist.«

»Truppenarzt? Was soll ich dem denn sagen, Mutti?«, entgegne ich. »Soll ich ihm erzählen, dass ich viel zu viel trinke und dann immer Bilder von Afghanistan sehe. Na, dann sperrt er mich wirklich ein.«

Meine Mutter ist hartnäckig.

»Sandro, dass du trinkst und Bilder siehst, hat doch eine Ursache. Und die soll der Facharzt herausfinden.«

Ich weiß nicht, wie lange sie an diesem Vormittag auf mich einredet. Aber ich benehme mich wie ein trotziges Schulkind, das nicht lernen will und dem man nun einredet, dass es vernünftig sein und an die Zukunft denken muss. Aber Mutti gelingt das Unmögliche: Ich willige ein. Am Ende des Gesprächs vereinbaren wir, dass ich zu meinem Standortarzt gehe und dort um Hilfe bitte.

Ein Entschluss, der aber ganz anders endet, als ich es mir vorgestellt habe. Denn im Sanitätsbereich bekomme ich zu hören, dass man nicht mehr für mich zuständig ist.

»Herr Strack, wir können Ihnen nicht helfen. Sie sind kein Bundeswehrangehöriger mehr.«

Ich bin baff.

»Aber ich war doch nicht privat in Afghanistan, sondern als Soldat. Die Einsätze haben mich offenbar krank gemacht. Wer ist denn dann zuständig, wenn es nicht die Bundeswehr ist?«, bohre ich ärgerlich nach.

Mein Gesprächspartner, ein Stabsarzt, bleibt ruhig, und dann fällt ein Satz, der mir zeigt, dass ich in einer Sackgasse gelandet bin.

»Es ist nicht nachgewiesen, dass die Beschwerden mit Ihrem Einsatz zu tun haben.« Bingo!

Und dann meint er weiter: »Vielleicht liegen Ihre Probleme ja auch in der Kindheit. Darüber sollte erst einmal Klarheit herrschen!«

Ich bemühe mich, ruhig zu bleiben. »Und wie soll ich die bekommen?«, frage ich nach. »Vermutlich durch eine Therapie. Aber die zahlen Sie ja nicht mehr. Stimmt's?«

Ich verkrampfe meine Hände an der Stuhllehne und bin kurz davor, aus der Haut zu fahren. Aber wenn ich jetzt aggressiv werde, erreiche ich gar nichts mehr. Ich muss ruhig bleiben und besonnen.

»Finden Sie das nicht unfair? Ich habe für Deutschland den Kopf hingehalten, bin krank geworden und jetzt ist plötzlich niemand mehr zuständig. Das geht nicht«, sprudelt es aus mir heraus.

Aber mein Gesprächspartner geht nicht mehr darauf ein, sondern lächelt mich nur freundlich an. Und damit sitze ich in der Falle. Was nun? Aufgeben? Einfach so weitermachen? Ich habe Angst vor jedem neuen Tag. Ich kann das nicht länger wegschieben.

***

»Sprich offen mit deiner Krankenkasse. Vielleicht helfen die dir?«, rät mir am Abend Susi. Sie ist ja noch beim Bund. Schon ihr zuliebe will ich nicht die große Auseinandersetzung. Ich habe Sorge, dass sie beruflich darunter leiden müsste. Es muss anders gehen.

Susi und ich verstehen uns wieder ganz ordentlich, zumindest schaffen wir es, in Ruhe unseren Alltag zu leben. Auf gemeinsame Feiern wollen wir verzichten, zumindest so lange, bis ich in Behandlung war.

»Ich bin erleichtert, dass etwas passiert«, hat sie mir sofort gesagt, als ich ihr von Mutters Therapievorschlag erzählt habe. Seitdem unterstützt sie mich.

Und es klappt. Sogar ganz unkompliziert. Ein schriftlicher Antrag reicht, und ich bekomme die Kostenübernahme-Bestätigung meiner Kasse für zwölf Stunden. Sogar mit einem Dringlichkeitsvermerk.

Keine zwei Wochen später gehe ich zu einer Psychologin in Garmisch-Partenkirchen und bin heilfroh. Als ich zum ersten Mal die Tür der Praxis öffne, bin ich dankbar. Es fällt mir schwer, zu meinen seelischen Problemen zu stehen. Ich gebe nicht gern zu, dass ich nicht mehr weiß, wie ich leben soll. Aber der Leidensdruck ist stärker als die Scham. Ich will nicht mehr grübeln, ich will Antworten. Meine Therapeutin hat Erfahrung mit Armeeangehörigen. Sie wird sie mir geben.

***

Ich muss einen Fragebogen ausfüllen. Darin wird nach meinem Schlafrhythmus gefragt, nach meinen Erinnerungen, meinem Arbeitsverhalten und was ich für Zukunftsvorstellungen habe. Meine Antworten sind für die Psychologin aufschlussreich. Jedenfalls ist sie sich anschließend sicher, was ich habe.

»Sie leiden an einer PTBS, einer Posttraumatischen Belastungsstörung. Das ist eine psychische Erkrankung, die als Folge traumatisierender Erlebnisse entsteht.«

Natürlich weiß ich, was das ist. In unserem Einsatznachbereitungsseminar haben wir ja darüber gesprochen. Aber da ist niemandem etwas an mir aufgefallen.

»Schätzungen zufolge sind zwei bis sieben Prozent der Menschen einmal im Leben von PTBS betroffen. Bei Soldaten, die aus Einsätzen kommen, geht man von 20 Prozent aus, die Dunkelziffer ist hoch. Wird die Störung nicht behandelt, kann sie chronisch werden und das Leben massiv beeinträchtigen. Bei rechtzeitiger Therapie kann man vollständig gesund werden«, klärt die Therapeutin mich auf.

»Aber ich bin doch schon lange aus den Einsätzen zurück«, werfe ich ein. Die Therapeutin nickt.

»Das heißt nichts. Eine PTBS ist tückisch. Sie kann unmittelbar nach dem Trauma, aber auch erst Wochen, Monate oder viele Jahre später Symptome verursachen. Deshalb ist das auslösende

Trauma nicht immer auf den ersten Blick erkennbar. Es kann Jahre zurückliegen und wird deshalb mit den aktuellen Beschwerden nicht mehr in Verbindung gebracht.«

»Und wieso glauben Sie, dass das bei mir der Fall sein kann?«, hake ich nach.

»Ihre Symptome passen: Schlafstörungen, Albträume, Kontrollverluste, soziale Kontaktlosigkeit und Rückzug.«

»Und wodurch wird das ausgelöst?«, will ich wissen und sehe sie zerknirscht an.

»Sie haben vermutlich massive Bedrohungslagen erlebt. Ihr Leben und Ihre Gesundheit waren in ernster Gefahr. Gleichzeitig haben Sie sich ausgeliefert und machtlos gefühlt, eine starke Angst, Hilfslosigkeit und Verzweiflung gespürt. Das ist typisch.«

Und dann ergänzt sie: »Man muss noch nicht einmal von solchen Ereignissen unmittelbar betroffen sein. Auch Augenzeugen, die belastende, katastrophale Situationen miterleben, können erkranken.«

Ich lerne, dass die genauen Abläufe und warum es zu den typischen Symptomen kommt, noch erforscht werden. Aber vereinfacht ausgedrückt kann man sagen, dass das Gehirn das traumatische Erlebnis in irgendeiner Form fehlerhaft – quasi in unsortierten Bruchstücken – abspeichert. Das Ereignis kann daher nicht erfolgreich verarbeitet und in die eigene Biografie eingeordnet werden.

»Und wie sehen die Symptome aus?«, will ich jetzt wissen.

»Typisch ist, dass die Betroffenen das Trauma in Gedanken oder Gefühlen immer wieder durchleben. Kleine, harmlose Reize – ein Geräusch, ein Geruch, ein Bild – können genügen, um das traumatische Geschehen wieder aufflackern zu lassen, als passiere es erneut, im ›Hier und Jetzt‹.«

Ich nicke.

»Ja, so ist es bei mir auch. Und es wird sogar immer schlimmer«, gebe ich zu.

»Sie erleben Erinnerungen noch einmal. Das macht es besonders deutlich. Manche sehen gar keine Bilder, spüren aber immer dieselbe Angst und Hilflosigkeit, die sie in der traumatischen Situation erlebt haben. Sie haben wieder das gleiche Herzklopfen oder den gleichen körperlichen Schmerz wie damals, als sie das Schlimme erleben müssen.«

»Und wie nennt man das?«

»Das sind sogenannte Flashbacks, sich aufdrängende, unkontrollierbare Erinnerungsbruchstücke. Häufig kehren die Eindrücke eben auch in Form von Albträumen wieder.«

Ich atme tief durch. Das alles zu hören macht mir Angst.

»Möchten Sie eine Pause?«, fragt mich die Fachfrau, die meine aufkommende Unruhe sofort bemerkt hat.

Ich schüttele den Kopf, murmele »nein, nein, alles gut!«

Die Therapeutin lächelt. Ich denke, sie hat mich durchschaut, weiß, dass in Wirklichkeit nichts gut ist. Deshalb erzählt sie auch weiter.

»Betroffene leben in einem Gefühl anhaltender Bedrohung, empfinden ihre Umwelt als unsicher und gefährlich und ziehen sich zurück in die Isolation«, erklärt sie mir.

»Aber warum?«, möchte ich wissen, weil ich mich natürlich wiedererkenne. Mein Wunsch nach Alleinsein ist ja ein großer Streitpunkt zwischen mir und Susi.

»Betroffene versuchen, jegliche Situation zu meiden, die an das Trauma erinnern könnte. So halten sie sich zum Beispiel von bestimmten Orten fern, reden nicht über das Geschehene, verdrängen Gedanken daran – ein ständiger Stress für Körper und Seele.

Deshalb sind Betroffene häufig körperlich und emotional sehr erschöpft. Sie ziehen sich zurück, wirken teilnahmslos und gleichgültig. Manche blenden ihre Gefühle völlig aus, andere kämpfen mit depressiven Verstimmungen. Um die negativen Gefühle zu betäuben, greifen manche zu Alkohol, Beruhigungsmitteln oder Drogen. Auch die Gefahr für einen Suizid wächst. Kommt Ihnen das bekannt vor?«

»Oh ja«, murmele ich und nicke. »Und warum trifft es gerade mich?«, frage ich nach.

»Grundsätzlich gilt: Eine PTBS kann jeden treffen. Sie müssen nicht grübeln, ob Sie etwas falsch gemacht haben, nicht diszipliniert und stabil genug gewesen sind.«

Ich lehne mich in dem gemütlichen Ledersessel zurück und bin richtig geschockt. Ich bin also psychisch krank. Darüber von anderen zu lesen ist eine Sache. Aber selbst davon betroffen zu sein eine ganz andere. Ich fühle mich schwach und hilflos, also genau so, wie ich nie sein wollte. Soldaten sind doch harte Jungs, und jetzt sitze ich vor einer Psychologin und habe etwas, was ich nie für mich zulassen wollte. Die Psychologin hat mir auch gesagt, dass ich tief in meinem Inneren gar nicht schlafen will aus Angst, die Kontrolle zu verlieren. Kann das sein? Alles erscheint mir so unwirklich.

Als ich nach dieser ersten Sitzung nach Hause komme, drehen sich meine Gedanken. Ich gehe in meinem Kopf die letzten Jahre durch, erinnere mich an Situationen mit meiner Familie, mit Freunden, mit Susi. War mein Verhalten schon ein Symptom der PTBS? Bin ich von meiner Erkrankung überrollt worden? Ich bin froh, dass ich jetzt Hilfe bekomme.

Die kommenden Wochen sind systematisch aufgebaut. Zuerst soll ich stabilisiert werden, dafür mache ich viele Entspannungsübungen, lerne Atemtechniken und übe Parolen, mit denen ich mich aus der Angst holen kann. Mein »psychisches Rüstzeug« für eventuelle Rückfälle.

All das soll ich täglich zu Hause üben, aber ich komme mir ehrlich gesagt etwas doof vor, wenn ich zu Hause auf dem Sofa sitzen und mir sagen soll: Bleibe ruhig, deine Gedanken können dir nichts anhaben. Du bist in Sicherheit. Was soll denn Basti denken, wenn er mich so sieht? Er denkt, sein Papa ist irre.

Dazu bekomme ich Medikamente verschrieben, die mich zwar beruhigen, allerdings auch starke Nebenwirkungen haben. Ich fürchte mich vor der Chemie und nehme sie nur zögerlich.

Meine Psychologin spricht auch viel mit mir über meine Zukunft. Ich solle mir wieder mehr zutrauen und mich auf meine berufliche Perspektive freuen.

So aufgestellt, komme ich langsam wieder halbwegs mit dem Alltag zurecht. Ich schlafe zwar nicht besser als vorher, aber ich bekomme in der Therapie Mechanismen an die Hand, die Bilder im Kopf anders einzuordnen.

»Stellen Sie sich Ihr Gehirn wie ein Regal und die Bilder wie Bücher vor«, sagt mir die Therapeutin. »Wenn Sie ein Buch fertiggelesen haben, werfen Sie es auch nicht weg, sondern sortieren es in einem Regal ein. Genauso müssen Sie es mit Ihren Bildern im Kopf machen. Sie kennen sie jetzt, also geben Sie Ihnen einen Platz in Ihrem Kopf, an dem sie nicht mehr stören.«

Sie gibt mir sogar noch ein weiteres sehr anschauliches Beispiel. »Einen Pullover, den Sie nicht mehr gern tragen, legen Sie auch in eine Schublade weiter unten.«

Mir helfen solche Beispiele. Ich kann es mir dann bildlich vorstellen und es gut auf meine Probleme übertragen. Von Sitzung zu Sitzung bekomme ich mehr Hoffnung, wieder Herr über mein Leben zu werden, es endlich wieder beeinflussen und steuern zu können.

Zuversicht, die mir auch für mein Studium guttut. Ich kann mich wieder besser konzentrieren, schaffe alle Klausuren ordentlich und bekomme im Juli 2011 mein Zertifikat. Ich bin jetzt staatlich geprüfter Hotelbetriebswirt. Das Diplom in der Tasche gibt mir Sicherheit.

Und es geht endlich wieder bergauf. Ich bekomme schon nach wenigen Bewerbungen mein erstes Jobangebot und nehme es begeistert an. Ab dem 1. August 2011 bin ich an einer Autobahnraststätte Assistent der Geschäftsleitung – und das Beste: Mein neuer Arbeitsplatz liegt nur 30 Kilometer entfernt von Miltenberg. Was das bedeutet, ist klar: Susi und ich müssen keine Wochenendbeziehung mehr führen. Wir können endlich als kleine Familie leben und glücklich sein. Dafür finden wir sogar den idealen Rahmen, eine schöne Reihenhaushälfte im Grünen. Ich bin glücklich.

Kapitel 9

»Stell das bitte aus, Susi«, sage ich und bin selbst überrascht, wie unnachgiebig meine Stimme plötzlich klingt. Es ist Oktober 2012, und ich sitze mit Susi in unserem Wohnzimmer und freue mich auf einen »Tatort«. Seit drei Monaten, genauer seit dem 31.7.2012, bin ich doppelter Vater. Wir haben jetzt neben Bastian noch unseren kleinen Philipp und könnten als Familie wunschlos glücklich sein.

Könnten, denn leider sind wir es nicht. Meine berufliche Situation ist mehr als mies. Ich bin arbeitslos.

Was passiert ist, ist schnell erzählt. Der angebliche Traumjob hat sich als Mogelpackung entpuppt. Es fing schon mit dem Verdienst an. Ich musste sechs Tage in der Woche zwölf Stunden am Tag arbeiten und habe gerade mal 1500 Euro netto verdient. Das hätte ich noch hingenommen, wenn es irgendwelche Aufstiegschancen gegeben hätte. Aber davon war keine Rede. Rückblickend begreife ich auch, weshalb ich nur einen befristeten Arbeitsvertrag für ein Jahr bekommen habe. Ich sollte mir gar nichts aufbauen können. Es geht immer nur in Ein-Jahres-Schritten weiter. Wenn dem Chef meine Nase nicht passt, kann er mich so leicht vor die Tür setzen. Unter diesen Voraussetzungen habe ich nicht mal mehr darüber nachgedacht, ob ich verlängern möchte. Also stand ich auf der Straße.

Und dabei ist es, für mich völlig überraschend und unverständlich, auch geblieben. Ich dachte, ich könnte mir mit meiner Ausbildung die Jobs aussuchen. Aber von wegen. Ich habe bis jetzt 239 Bewerbungen geschrieben – ohne Erfolg. Das angebliche Studium wird als Qualifikation überhaupt nicht anerkannt. Die Bundeswehrzeit sowieso nicht. Ich weiß nicht, wie es weitergeht. Die ganze Situation ist zu einer riesengroßen Belastung für mich geworden. Denn die letzten Wochen waren schwer. Susi war hochschwanger, als ich den Job aufgegeben habe. Ich wollte sie in dieser Zeit nicht noch mit meiner erfolglosen Jobsuche beunruhigen. Stattdessen habe ich ihr vorgespielt, dass ich mir überhaupt keine Sorgen mache und fest überzeugt bin, bald den Traumjob zu finden. Meine Ängste habe ich weggeschwiegen, in mich hineingefressen. Ich weiß, dass es Symptome meiner PTBS sind, aber ich schaffe es nicht, meine Erkrankung in den Griff zu bekommen. Vermutlich war die Therapie nicht ausreichend. Aber ich kann doch nicht noch einmal hingehen? Niemand würde das bezahlen. Und ich will auch nicht, dass Susi mich endgültig für einen Pflegefall hält. Sie ist jung, attraktiv und hat von ihrem Einsatz nichts zurückbehalten. Sie ist eine der 80 Prozent, die ohne Folgen aus dem Einsatz kommen. Sie will bestimmt nicht mit einem psychisch Kranken zusammen sein.

Manchmal denke ich aber auch, Susi hat längst erfasst, in welcher Krise ich stecke, aber sie hat nicht die Kraft, sich damit auseinanderzusetzen, und macht mein dummes Spiel von Heile-Welt-Idyll einfach mit. Innerlich muss sie sehr enttäuscht sein. Denn unsere ganzen Träume von Sicherheit und Karriere haben sich in Luft aufgelöst.

Seit der kleine Philipp auf der Welt ist, entlädt sich die aufgestaute Anspannung immer mehr. Wir haben jetzt viel Stress miteinander. Meist geht es um Nickeligkeiten, und unser beider Unzufriedenheit entzündet sich immer an demselben Thema: meiner Ordnung, die Susi krankhaft findet, wie sie immer gern provozierend herausprustet, die ich aber brauche, um mein Leben sortieren zu können.

Ich denke an die Sätze, die mir meine Psychologin gesagt hat. »Ordnung ist Ihre Strategie, mit der Belastung umzugehen. Sie halten Ordnung, weil es Ihnen Sicherheit gibt, die Sie so dringend brauchen.«

Warum kann das Susi nicht verstehen?

Wir drehen uns immer wieder im Kreis, ein Wort gibt das andere, und irgendwann springt Susi auf, und ich höre die Haustür ins Schloss fliegen. Dann rennt sie rüber zu einer Nachbarin, und ich mache mir eine Flasche Bier auf.

An diesem »Tatort«-Abend sieht es anfangs ähnlich aus. Wir haben schon seit Tagen Streitereien um das Bad. Ich möchte die vielen Flaschen und Tuben sortiert gestellt haben, Susi interessiert sich nicht dafür. Es endet in albernen Diskussionen, nach denen wir uns aber heute schnell vertragen. Abends sitzen wir sogar eng umschlungen auf dem Sofa und warten entspannt, dass es losgeht.

»Ich hole uns ein Glas Wein«, sage ich zu Susi und gehe schnell in die Küche, um eine Flasche zu öffnen. Susi hat sich entspannt auf das Sofa gelegt, knabbert an Nüssen und Chips, die wir uns für den Fernsehabend hingestellt haben. Als ich zurückkomme und zu ihr unter die Decke rutsche, läuft noch die »Tagesschau«. Plötzlich geht es um Afghanistan. Es hat ein Attentat gegeben, und der Sprecher kündigt einen Einspielfilm an. »Ich will das nicht sehen«, platzt es aus mir heraus, und ich richte mich aufgebracht auf.

»Schalte das um«, sage ich jetzt, und mein Ton klingt noch schärfer als zuvor.

Susi zögert.

»Kannst du das bitte etwas freundlicher sagen«, entgegnet sie mir und lässt den Beitrag seelenruhig weiterlaufen.

Ich koche jetzt innerlich und versuche ihr die Fernbedienung aus der Hand zu nehmen. Doch das lässt sie nicht zu, zieht die Hand weg und dreht sich mit dem Oberkörper zur Seite. Aus dem Fernseher höre ich es jetzt knallen. Sie zeigen offenbar eine Gefechtssituation. Ich höre Gewehrsalven, dazu Gesprächsfetzen deutschsprachiger Kameraden und jetzt das Geräusch von den Rotorenblättern eines Hubschraubers.

Ich schlage die Wolldecke zur Seite und springe auf.

»Stell den verdammten Film ab, jetzt, sofort«, brülle ich los und halte mir ganz fest die Ohren zu.

Susi sieht mich erschrocken an, dann legt sie die Fernbedienung langsam auf den Tisch. Für mich zu langsam. Ich will die Geräusche nicht hören. Ich will meine Ruhe, und mit einem schnellen Griff nehme ich das Gerät und knalle es mit voller Wucht an die Wand. Susi springt hoch. Wo will sie hin? Sie soll nicht wieder weglaufen.

»Bleib hier«, rufe ich und halte sie an der Schulter fest. »Bitte bleib hier, ich gehe schon«, zische ich gequält und renne an ihr vorbei auf den Flur und dann hoch ins Bad. Ich lasse mir eiskaltes Wasser über die Handgelenke laufen. Das beruhigt mich immer. Als ich dann in den Spiegel sehe, erschrecke ich zutiefst. Ich sehe schlimm aus. Mein Gesicht ist von dunklen Falten zerfurcht. Meine Augenlider zittern, meine Mundwinkel auch. Ich sehe aus wie ein alter Mann, und das mit 29 Jahren. Was ist bloß los mit mir?

Warum kann ich mich nicht mehr beherrschen? Warum raste ich immer noch aus, wenn diese Geräusche da sind? Ich habe Angst vor mir selbst. Ich lasse jetzt warmes Wasser in meine zusammengehaltenen Handflächen laufen, tauche mein Gesicht hinein. Die Wärme entspannt meine Muskeln. Es geht mir besser.

Doch was ist das? Es ist nicht nur Wasser, das über das weiße Porzellanbecken läuft, sondern das klare Wasser mischt sich mit hellrotem, frischem Blut, das über den Abflussstöpsel gluckert. Blut? Wo kommt das her? *Das Blut läuft wie ein kleiner Bach über den staubigen Boden Afghanistans und verschwindet in einem Gulli auf der Straße. Es ist Menschenblut, und es kommt aus der klaffenden Halswunde eines soeben Erschossenen.*

Ich kann nicht mehr.

***

Noch eine Stunde. Die Fahrt zieht sich. Aber ich fahre auch bis Rom, wenn am Ziel ein Arbeitsvertrag winkt. Ich habe endlich ein Vorstellungsgespräch. Wenn es klappt, bin ich ab 1. Januar 2013 Regionalleiter eines bundesweit arbeitenden Gastronomieartikel-Vertriebs. Nach einer Einarbeitungszeit kann ich den Bereich Norddeutschland übernehmen. Klar gibt es einen Haken. Die Firma sitzt in Braunschweig. Ich werde wieder pendeln müssen. Aber das nehme ich in Kauf. Es ist alles besser als das, was ich gerade erlebe. Susi und ich zanken uns weiterhin ständig. Dabei ist es unwichtig, wer Schuld hat. Wir kommen beide nicht mehr mit der Situation zurecht. Ich bin arbeitslos, und Susi ist in Elternzeit, das heißt, wir sind jetzt beide zu Hause und kümmern uns um die Kinder und den Haushalt. Aber das geht nicht gut, weil wir beide unzufrieden sind. Mich stört meine berufliche Situation, und Susi stört, dass ich so bin, wie ich bin. Wir sitzen in der Falle.

Susi sagt mir oft, dass sie meine ständig schlechte Laune leid ist. Sie hat gut reden. Was soll ich denn machen? Es läuft ja nichts. Ich habe mich selbst auf ein Abstellgleis geschoben und weiß nicht, wie ich den Motor wieder anwerfen und den Rückwärtsgang einlegen soll. Zumal mir zu allem die Kraft fehlt und ich mich immer müde und antriebslos fühle. Natürlich schaffe ich es, mich um die Kinder zu kümmern. Sie sind mein Ein und Alles. Aber es strengt mich sehr an. Ich bin oft richtig müde und habe zu nichts mehr Lust. Mal zu zweit ausgehen, sich privat mit Freunden treffen, dazu fehlt mir einfach die Kraft. Susi ist ganz anders. Sie ist nach wie vor unternehmungslustig und hat ständig Ideen, wohin sie mit mir gehen möchte. Zum Geburtstag ihrer Freundin Evelyn in Darmstadt, zu einem Konzert nach Hanau, auf ein Motorradtreffen in Geiselwind. Ihre Mutti würde jederzeit die Kinder hüten. Wir sind also frei. Finanziell könnten wir uns solche Unternehmungen auch noch leisten. Susi bekommt ihr Elterngeld und ich mein Arbeitslosengeld. Zusammen reicht es. Aber ich will einfach nicht vor die Tür. Ich möchte am liebsten den ganzen Tag zu Hause sein, mit den Kindern spielen, endlich die Zimmer in Ordnung bringen. Und damit geht es dann schon wieder los. Susi spricht ständig davon, ich würde sie mit meinem Ordnungswahn terrorisieren. Das ist eine Beleidigung. Ist es Terror, wenn ich in einem aufgeräumten Haus wohnen möchte? Ich fühle mich von ihr nicht mehr verstanden und ziehe mich immer mehr zurück. Denn das ständige Diskutieren ist mir auch zu viel. Ich bin immer nur müde, was auch nicht überraschend ist, weil ich ja nachts kaum schlafe.

Diese Schlafstörungen, unter denen ich jetzt schon seit Jahren leide, machen mich körperlich und seelisch kaputt. Ich gehe zwar müde ins Bett, bin aber nach ein paar Minuten hellwach, und dann halten mich die Gedanken in Schach. Vermutlich stimmt es, was die Psychologin mir gesagt hat: dass ich Angst habe, die Kontrolle aufzugeben. Ich habe schlimme Zukunftsängste und male mir mein Leben und das meiner Familie in schwarzen Farben aus und möchte wach sein, um die Katastrophe abzuwenden.

»Sie müssen diese Gedanken einfach abschneiden«, hat mir meine Psychologin damals geraten, als ich ihr von meinen Schlafstörungen erzählt habe. Natürlich habe ich ihren Rat behalten, aber es gelingt mir nicht, ihn auch anzuwenden. Kaum habe ich ein Thema weggeblendet, blitzt schon das nächste auf: Krankheit, Tod, Trennung und natürlich immer das Grauen Afghanistans. Es gibt alles in meinem Kopf, nur nichts Positives. Und das Schlechte lässt sich nicht stoppen. Man kann sich nicht vorstellen, wie belastend das ist und was dieses dauernde Gedankenkarussell mit einem Menschen macht.

Dazu belastet mich meine absolute Schreckhaftigkeit. Ein Geräusch aus dem Fernseher, eine unerwartete Autohupe, der Knall, wenn etwas vom Tisch auf den Fliesenboden fällt, alles lässt mich innerlich beben. Sofort rast mein Puls, sofort beginne ich zu japsen, und sofort bin ich am ganzen Körper schweißnass.

Eigentlich hatte ich die Schlafstörungen und die Schreckhaftigkeit schon in der Bundeswehrzeit. Aber ich habe diese alarmierenden Symptome verborgen. Ich habe für mich nicht zugelassen, krank zu sein, und mir deshalb auch keine Gedanken darüber machen wollen, was der Auslöser für solche Reaktionen sein könnte. Ich habe auch nicht ein einziges Mal darüber nachgedacht, dass ich Hilfe brauchen könnte. Auch nicht später, als in meinem Leben schon so vieles zusammengebrochen war. Stattdessen habe ich manchmal getrunken, um mich abzulenken. Aber geholfen hat es nicht. Im Gegenteil. Meine Ängste haben sich in Aggressionen entladen, die ich an allen Menschen in meinem Umfeld ausgelassen habe. Ohne Ausnahme. Manchmal denke ich auch, dass die Kinder unter mir leiden. Zumindest hat mich meine Mutter bei unserem letzten Besuch in Bautzen zur Seite genommen und gesagt, ich sei zu streng zu ihnen.

Ich kam gerade aus dem Gästezimmer, und die Jungs waren eingeschlafen, da stand sie im Flur plötzlich vor mir und hat mich in die Küche gezogen.

»Kein Kind muss beim Ausziehen seine Sachen auf dem Stuhl gefaltet zusammenlegen, Sandro. Hör auf damit«, hat sie mir gesagt und mich ernst dabei angesehen.

»Aber sie können Ordnung nicht früh genug lernen«, habe ich entgegnet.

Doch Mutti blieb bei ihrer Meinung.

»Das ist übertrieben. In dem Alter muss du sie nicht mit so etwas dressieren!« Muttis Stimme klag richtig ärgerlich, und dann setzte sie noch eins drauf.

»Dein ständiges ›Nein ist Nein‹ und ›Ja ist Ja‹ ist auch völlig übertrieben. Es sind Kinder, Sandro«, hat sie mir mahnend gesagt. Und ihr letzter Satz war dann wie eine Ohrfeige: »Mach sie nicht verantwortlich für das, was du erleben musstest!«

Den Satz habe ich seitdem immer wieder im Ohr. Er macht mir Angst. Es darf nie und nimmer so weit kommen, dass ich meinen Kindern wehtue. Sie haben nichts mit meinen Problemen zu tun. Diese kleinen unschuldigen Wesen haben Anspruch darauf, mit liebevollen Eltern in einem sorglosen Umfeld aufzuwachsen. Nichts und niemand hat sie zu belasten. Und es ist meine Verantwortung, als Vater dafür zu sorgen. Das will ich auch. Und wenn ich heute diesen Job bekomme, wird alles gut. Dann wird es bergauf gehen, endlich!

Noch dreißig Minuten, das wird knapp. Ich bin auf der B469 unterwegs, und es sind noch 25 Kilometer bis Aschaffenburg, wo ich mein Vorstellungsgespräch habe. Die Straße ist viel befahren, man kann schlecht überholen, und ich habe Angst, noch viel schneller zu fahren. Früher bin ich Hunderte von Kilometern durch Deutschland gedüst, ach was Deutschland, ich war überall in der ganzen Welt unterwegs. Ich bin mit dem Auto von Bautzen aus nach Prag und Budapest gedonnert, und es hat mir nichts ausgemacht.

Ich bin überhaupt immer gern gefahren, erst privat, später beim Bund. »Du hast Diesel im Blut«, haben mich die Kameraden immer aufgezogen, wenn ich sie mit sicherer Hand durch jede denkbare Verkehrssituation gefahren habe. Aber das ist vorbei. Jetzt habe ich schon Mühe, mit meinem Wagen nach Aschaffenburg zu kommen. Es stresst mich einfach, wenn ich auf so viele Eindrücke gleichzeitig achten muss. Die vielen Fahrzeuge, die mich mit hohem Tempo überholen, machen mich nervös. Dazu muss ich den Verkehr hinter mir im Auge behalten und auf die Schilder achten. Es klingt komisch, aber so viele Dinge gleichzeitig sind mir zu viel. Ich werde dann nervös und unruhig. Es kann doch nicht sein, dass ich schon zu alt zum Autofahren bin.

Was ist das? Das Fahrzeug fährt hinter mir ungewöhnlich dicht auf? Es ist ein alter, ziemlich verrottet aussehender gelber Pkw. Warum überholt er nicht?

»Achtung, an alle Einheiten. Wir melden einen Selbstmordattentäter auf dem Weg nach Kunduz. Er ist vermutlich in einem Taxi unterwegs.«

Was für ein Taxi? Ich will die Warnung noch einmal hören und drehe das Radio laut. Aber sie spielen Musik von Roxette. Was soll die Durchsage? Ich bin in Deutschland und fahre auf der Schnellstraße. Hier gibt es keine Attentäter. Aber was verdammt will dieses schrottige Taxi hinter mir. Mein Herz pocht jetzt so schnell, dass ich kaum Luft bekomme. Ich kann so nicht weiterfahren. Ich muss so schnell wie möglich auf den nächsten Parkplatz. Mein Termin? Ich rufe gleich dort an und erzähle etwas von einem Unfall. Es ist jetzt egal. Ich brauche Ruhe, ganz schnell. Zum Glück kommt sofort ein Parkplatz, und ich bin heilfroh, dass ich von der Straße fahren kann. Das Auto fährt weiter Richtung Frankfurt. Es ist vorbei.

Als ich den Motor ausstelle, brauche ich mehr als zehn Minuten, bevor ich mich so beruhigt habe, dass ich in der Firma anrufen und meine Verspätung durchgeben kann. Aber jetzt weiß ich, dass ich es allein nicht schaffe. Die zwölf Stunden Therapie waren zu wenig. Ich muss etwas tun. Sonst passiert etwas Schlimmes mit mir.

***

»Ich habe den Job!« Am 23.12.2012, einen Tag vor Heiligabend, liegt die Zusage im Briefkasten. Es ist sozusagen mein Weihnachtsgeschenk, denn ich kann schon zum 2.1. 2013 in der Firma beginnen. Ich bin unendlich erleichtert und auch ein bisschen stolz auf mich. Offenbar habe ich mich trotz der schlimmen Anfahrt gut verkauft. Es hat aber auch alles gepasst. Die Aufgabenstellung, das

Einkommen und mein künftiger Chef waren mir auf Anhieb sehr sympathisch. Also habe ich in dem Vorstellungsgespräch um meinen Job gekämpft. Es hat sich gelohnt. Jetzt halte ich die schriftliche Bestätigung in den Händen und strahle über das ganze Gesicht.

»Mutti, es hat geklappt«, rufe ich fröhlich ins Telefon, als ich sofort in Bautzen bei meiner Familie anrufe. Meine Eltern haben mir in den letzten Wochen so viel Mut zugesprochen. Sie sollen wissen, dass es nicht umsonst war.

Wenn Susi gleich vom Einkaufen kommt, wird sie vor Freude tanzen. Sie hat mir so die Daumen gedrückt. Mit dem neuen Job wird auch garantiert alles gut mit mir und damit auch zwischen uns. Ich habe endlich wieder eine Aufgabe, die mich fordert. Ich kann mich beweisen, und mein Kopf wird mit anderen Dingen gefüllt sein als mit Bildern aus der Vergangenheit. Bei vielen heilt eine PTBS von selbst aus, hat die Therapeutin gesagt. Bei mir wird es so sein. Die Arbeit wird alle Wunden heilen. Und weil ich viel unterwegs bin, hängen Susi und ich auch nicht mehr ständig aufeinander. Die fünf Tage Trennung unter der Woche werden uns guttun.

»Wir schaffen das!«, jubelt Susi, als sie mit den Einkaufstüten in der Hand nach Hause kommt und ich ihr den Brief unter die Nase halte. Zum ersten Mal seit Langem nimmt sie mich wieder in den Arm, küsst mich. »Sandro, Schatz, ich freue mich für dich. Jetzt wird alles gut!«

Es ist Weihnachtszeit 2012, und ich werde die kommenden Tage mit den Kindern und der Familie ganz besonders genießen. Ich muss ja Zuwendung und Familienleben auftanken, denn die nächste Zeit werde ich meine Jungs weniger sehen. Doch wir nutzen die verbleibende Zeit auch dazu, alles perfekt zu organisieren. Susi möchte eine Ausbildung zur Ergotherapeutin beginnen. Damit sie Zeit dafür hat, wird Susis Mutti uns bei der Kinderbetreuung unterstützen. Das ist die perfekte Lösung.

Ich bin erleichtert und endlich wieder im Leben. Zum Glück habe ich mich an den eigenen Haaren aus dem Elend gezogen. Ich bin stark und auch mal wieder stolz auf mich.

Kapitel 10

»Ganz ruhig, durchatmen, gleich wird es besser!« Ich spreche selbst mit mir, ganz leise, ganz langsam, wie ich es in der Therapie gelernt habe, und versuche mich damit zu beruhigen und aus der Angst zu holen. Es ist ein herrlicher Sommertag 2015, aber ich wache wie jeden Tag frühmorgens mit Herzrasen und Atemnot auf.

Susi bekommt davon nichts mit. Sie schläft wie ein Stein, ruhig und fest. Vorsichtig schleiche ich mich aus dem Bett ins Bad und krame meine Tabletten aus der kleinen Tasche, die ich hinter den Badezimmerartikeln im Waschschrank versteckt habe. Dann schlucke ich je nach Bedarf zwei, drei, manchmal auch vier von den weißen Pillen, setze mich auf den Wannenrand und warte ab. Es dauert nicht lange, und ich werde ruhiger. Die Beruhigungstabletten, die mir ein Freund besorgt hat, wirken, zumindest eine Zeit lang. Aber nur damit halte ich mein Leben noch aus. Es geht mir schlecht, sehr schlecht, denn ich habe mir immer noch keine Hilfe gesucht. Als ich den Job bekommen hatte, dachte ich, es sei nicht mehr nötig.

»Jetzt konzentriere dich ganz auf die Arbeit«, hat Susi mir damals noch geraten. Und ich habe in meinem Kopf ergänzt: »Dann wirst du auch deine Beschwerden in den Griff bekommen.«

Ich habe gedacht, wenn ich arbeite, bleibt keine Zeit für meine Endlosgrübeleien und ich werde abends so müde ins Bett plumpsen, dass mir die Augen einfach zufallen müssen.

Aber es kam ganz anders, denn der Job hat mir überhaupt nicht gutgetan. Okay, ich habe prima verdient, hatte ein schönes Auto und viel Verantwortung. Aber ich war maximal vier Tage im Monat zu Hause. Das konnte nicht gutgehen.

Ich hatte gehofft, dass uns die Trennung wieder enger zusammenbringt. Aber das Gegenteil war der Fall.

Wir haben uns nach kurzer Zeit schon am Telefon nur noch gezankt, und wenn ich dann wirklich mal zu Hause war, gab es jedes Mal einen Riesenkrach. Warum? Es war eigentlich immer gleich. Ich wollte noch einen Rest an Struktur durchhalten. Susi hat mich als Nörgler und Pedant abgetan. Den Rest kann man sich denken. Wir haben uns in Endlosdiskussionen verloren. Dazu kam, dass ich nicht mehr ausgleichen konnte. Ich bin immer sehr schnell gereizt, kann in Diskussionen nicht entspannt bleiben und mal etwas stehen lassen, und ich habe völlig verlernt, irgendetwas zu genießen. Die schönen Seiten des Lebens, die sehe ich nicht mehr.

»Du kommst nur noch hierher, um mir Vorwürfe zu machen«, reibt Susi mir mehrfach hin und ich lasse nicht zu, dass wir in Ruhe darüber sprechen, sondern poltere gleich los. Im Grunde endet jeder Besuch mit Susis Tränen, und ich fahre vom stundenlangen Streit völlig erledigt in die Arbeit zurück. Im Juni 2013 bin ich so kaputt davon, dass ich eine Auszeit brauche. Ich kann einfach nicht mehr und hoffe, dass uns der Abstand guttut und uns hilft, wieder zueinander zu finden.

Danach erwarten mich in Braunschweig nur noch einsame Abende in meinem kleinen Apartment, die mir schnell richtig zusetzen.

Wenn ich zur Ruhe komme, kriecht die Angst in mir hoch, die Angst, dass ich Susi dauerhaft verliere und unsere kleine Familie endgültig zerbricht. Ich kann sowieso nur schlecht schlafen, aber mit den Sorgen um meine Beziehung wird das immer schlimmer, und ich baue von Tag zu Tag ab. Tagsüber halte ich mich mit Kaffee wach, zwischendurch beruhige ich mich mit Tabletten und dazu versuche ich mit äußerster Disziplin, mein Arbeitsprogramm zu bewältigen.

Und dann sitzt in einem Meeting plötzlich Ulrike, eine neue Außendienstmitarbeiterin. Sie ist Ende zwanzig, blond, sehr hübsch. Sie fällt mir sofort auf, weil sie so fröhlich und unbekümmert lacht. Lebensfreude, die mir fremd geworden ist. Beim Mittagessen kommt sie zu mir an den Tisch, fragt, ob sie sich zu mir setzen darf.

Ich freue mich und bin auch ein bisschen stolz.

Ulrike ist offen und direkt.

»Du siehst traurig aus«, meint sie. »Geht's dir nichts gut?«

Eine Frage, die mich aufrüttelt. Da ist jemand, der sich für mich interessiert, dem auffällt, dass es mir nicht gutgeht. Natürlich rede ich mir jetzt nicht meinen ganzen Frust von der Seele, aber ich taue auf, spreche von mir.

»Ach, der übliche Alltagskram, der einem manchmal zusetzt«, sage ich lächelnd und hoffe, dass ich damit meine traurige Grundstimmung etwas verdecke. Ich möchte nicht meinen privaten Kummer in die Firma tragen.

Doch Ulrike lässt sich nicht täuschen.

»Na, ›üblicher Alltagskram‹ hinterlässt aber nicht solche Spuren im Gesicht«, meint sie kess.

»Na ja, es ist schon ein bisschen mehr, stimmt. Weißt du, ich habe Stress zu Hause. Wir haben uns eine Auszeit genommen. Kennst du das?«, frage ich jetzt.

Ulrike lacht. »So halbe Sachen mit ständigen Hin und Her? Zum Glück nicht. Ich bin Single. Aber ich kann mich noch gut an Stressbeziehungen erinnern! Worum geht's denn bei euch?«

»Uns bekommt die Wochenendbeziehung nicht«, sage ich jetzt ehrlich und merke, dass mir Ulrikes Aufmerksamkeit guttut. Einfach mal reden und sich fallen lassen, statt immer nur hitzige Diskussionen zu führen, entspannt mich.

»Seid ihr verheiratet?«, fragt Ulrike direkt. Ich schüttele den Kopf.

»Kinder?«, will sie noch wissen.

Ich nicke.

»Wie viele?«

»Zwei«, sage ich und weiß, dass ich gerade dabei bin, mich auf ein riskantes Spiel einzulassen.

Ulrike klopft die Rahmenbedingungen ab, und ich lasse es zu, dass unsere eigentlich nur berufliche Verbindung eine zunehmend private wird.

»Lass uns doch heute Abend etwas zusammen trinken gehen«, meint Ulrike.

Einen Moment zögere ich. Ich weiß genau, dass ich damit eine Grenze überschreite. Susi würde das natürlich nicht passen. Wir sind 400 Kilometer getrennt und auseinander, um Zeit zum Nachdenken zu haben, und ich treffe mich mit einer anderen Frau in einem Lokal, während sie zu Hause auf unsere Kinder aufpasst. Das ginge für sie eindeutig zu weit. Aber dann sage ich trotzdem Ja. Der Reiz ist größer als die Vorsicht. Ich will mal wieder lachen, Spaß haben, mich spüren.

»Gern«, antworte ich. »Ich kenne einen schönen Italiener.«

Wir treffen uns um acht, und ich mache mich zu Hause extra schick für Ulrike. Als ich nach einem letzten prüfenden Blick in den

Spiegel aus dem Haus gehe, pfeife ich Lou Begas »Number 5«. Ich habe richtig gute Laune.

Der Abend ist schön. Ulrike ist eine zauberhafte junge Frau. Sie hat sehr viel Humor, erzählt lebendig, und es ist keine Minute langweilig mit ihr.

Anfangs sprechen wir bei Bruschetta, Pasta und Vino Tinto nur über unsere Jobs. Ulrike betreut zwar einen anderen Kundenstamm, hat aber ähnlich viel Verantwortung wie ich. Doch es bleibt nicht bei Verkaufszahlen und Akquisetricks. Als ich ihr den Wein nachschenke, rieche ich ihr Parfüm, und sie blickt mir zu tief und zu lange in die Augen.

»Komm, lass uns noch in das Bistro nebenan gehen«, meint sie, weil es so mächtig zwischen uns knistert, dass wir gern ungestörter zusammensitzen möchten.

In der kleinen Bar rücken wir enger zusammen. Sie nimmt meine Hand, streichelt mir mit ihrem Daumen über den Handrücken. Ihre Nähe, die leise Musik im Hintergrund und sicherlich auch der Alkohol, den ich schon getrunken habe, alles zusammen lässt die Situation außer Kontrolle geraten. Jedenfalls küssen wir uns, wild und leidenschaftlich.

»Lass uns zu dir gehen!«, flüstert mir Ulrike ins Ohr und für einen Moment denke ich wirklich »warum nicht!«. Aber dann denke ich an Basti und Philipp. Ich will meine Familie nicht gefährden, ich will um sie kämpfen. Und was ich hier gerade mache, ist ganz eindeutig ein Schritt in die falsche Richtung. Wenn ich jetzt mit Ulrike ins Bett gehe, kann ich Susi nie mehr offen und ehrlich begegnen. Auch wenn sie meinen Seitensprung nie herausbekommen würde, hätte unsere sowieso schon brüchige Beziehung einen richtigen Knacks, weil ich weiß, dass ich diesen Fehler begangen habe. »Es geht nicht, Ulrike!«, sage ich und fühle mich, als sei ich aus einem Traum gerissen worden. »Es geht nicht«, wiederhole ich. »Ich habe zwei Kinder, verzeih. Es war dumm von mir. Aber ich mag dich. Du bist eine tolle Frau!«

Ulrike nimmt mir meinen Rückzieher nicht übel. »Schade«, sagt sie nur. »Dann bring erst einmal dein Familienleben in Ordnung«, meint sie verständnisvoll. »Es ist auch nicht gut, zweigleisig zu fahren.«

Ich küsse sie noch einmal, zum Abschied.

»Es ist schon schade, dass so viel zwischen uns steht«, sagt sie, als ich sie wenig später in meinem Wagen nach Hause fahre.

»Das stimmt, Ulrike. Aber mit Kindern darf man nicht mehr nur an sich denken,« entgegne ich.

»Du bist eben ein Guter«, meint sie noch, bevor sie mir einen Kuss auf die Wange gibt und »Tschüss« sagt.

Ich sehe Ulrike noch nach, bis sie in der Haustür verschwunden ist. Es ist wirklich schade, denke ich.

In der Nacht zahle ich den Preis für die schönen Stunden. Ich bekomme kein Auge zu, weil ich mich entsetzlich schäme. Ich habe ein Techtelmechtel mit einer Kollegin angefangen. Dümmer hätte ich mich wirklich nicht verhalten können. Hoffentlich hat uns niemand gesehen. Morgens schreibe ich Ulrike eine Nachricht: »Ich möchte, dass wir richtig gute Kollegen bleiben.« Sie schreibt sofort zurück: «Ich auch!« Und so kommt es auch. Wir arbeiten prima zusammen, und unsere einmal aufgeflackerten Gefühle spielen am Arbeitsplatz keine Rolle mehr. Dafür aber bei mir zu Hause. Denn ich quäle mich so sehr mit meiner Grenzübertretung, dass ich mich entschließe, nach Hause zu fahren und Susi alles zu beichten. Ein idiotischer Fehler. Denn mein Geständnis ist der Sargnagel unserer Beziehung.

Susi rastet völlig aus, beschimpft mich, weint, spricht von endgültiger Trennung. Ich weiß nicht, wie oft ich mich an diesem Wochenende für mein Verhalten entschuldige. Aber Susi nimmt sie nicht an. Als ich Montag früh wieder nach Braunschweig zurückfahre, spricht sie kein Wort mehr mit mir, verabschiedet mich nur mit dem Satz: »Viel Spaß mit deiner Schlampe«, und ich trotte wie ein geprügelter Hund zu meinem Wagen. Ich gebe auf. Ich kann sie nicht mehr beruhigen, aber ich kann so auch nicht arbeiten.

Damals lasse ich mir zum ersten Mal in meinem Leben von einem Arzt Beruhigungstabletten verschreiben. Anfangs nehme ich nur eine Tablette am Tag, später fast fünf. Ich gewöhne mich so schnell daran, dass ich immer mehr davon brauche.

An Susi komme ich überhaupt nicht mehr heran. Wir haben jetzt wochenlang kaum mehr Kontakt miteinander. Ich bin fast den ganzen Monat in Norddeutschland unterwegs, am Telefon können wir gerade mal halbwegs ruhig die Dinge besprechen, die die Jungs betreffen.

»Es ist besser, wenn du weiter in Braunschweig bleibst«, sagt sie mir morgens in den Telefonaten, und ich fühle mich danach immer wie tot. Wenn ich doch mal nach Hause fahre, erwarten mich nur das eiserne Schweigen meiner Partnerin und zwei völlig verstörte Kinder, die unsere schlimme Stimmung mitbekommen. Da es keinen Sinn hat, vor den Kindern immer weiter zu streiten, fahre ich meist schon am nächsten Tag wieder, schreibe aber Susi von unterwegs jede Menge Nachrichten. Ich sehe unsere Trennung nach wie vor nur als Auszeit, sie soll sich bitte, bitte beruhigen.

* * *

Nach knapp sechs Monaten versöhne ich mich wieder mit Susi. Wir wollen den Jahreswechsel als Zäsur nehmen, es anschließend noch einmal mit aller Kraft versuchen. Die letzten zwei Dezember-Wochenenden haben uns gutgetan. Wir haben nicht mehr gestritten. Ob es wirklich die große Einsicht war, kann ich gar nicht genau sagen. Ich denke, ich war einfach zu müde, zu erschöpft, um zu »meckern«, wie Susi gern sagt. Ich kann nämlich nicht mehr.

Ich will nicht mehr streiten, ich will eigentlich nichts mehr, außer endlich Ruhe. Alles wird mir zu viel. Wenn ich längere Zeit mit den Kindern spiele, regt mich das Geschnattere auf. Wenn Freunde kommen, macht es mich nervös, und wenn mich jemand anruft, schwirren mir die vielen Worte im Kopf herum.

Körperlich geht es mir genauso. Ich habe zehn Kilo abgenommen und bin richtig hager geworden. Meine Muskeln sind verschwunden, und ich schaffe es auch nicht mehr, mir neue anzutrainieren. Ich kann mich überhaupt nicht dazu aufraffen, ins Fitnessstudio zu gehen.

Ich fühle mich wie ein alter Mann. Was ist aus mir geworden?

»Was ist los mit dir?«, fragt mich auch Susi wieder in ruhigen Momenten. Ich weiche ihr aus. Was soll ich sagen? Dass ich nicht schlafen kann und heimlich nachts aufstehe und den Fernseher anschalte? Dass ich nichts mehr richtig zu Ende mache und deshalb aus dem Haus laufe, damit man das nicht bemerkt? Wenn ich den Rasen mähe, höre ich mittendrin auf, stelle den Rasenmäher ab und fahre zum nächsten Baumarkt. Angeblich um irgendein Ersatzteil zu kaufen. In Wirklichkeit habe ich keine Ruhe und keine Konzentration mehr. Ich muss weg, laufen, mich ablenken, weil ich sonst denke, dass mein Kopf explodiert. All das soll Susi nicht wissen. Unsere Beziehung ist sowieso schon angeknackst. Mit solchen Geständnissen würde ich ihr den Rest geben. Also erzähle ich nichts, nichts von meinen Albträumen, die so zu mir gehören wie früher die Uniform. Wir sind nicht mehr voneinander zu trennen, und ich habe mich längst daran gewöhnt, dass ich Nacht für Nacht durch Kabul donnere und Tag für Tag bei bestimmten Bildern, Farben und Gerüchen in Lichtgeschwindigkeit weggebeamt werde. Statt auf dem Weg nach Heidelberg bin ich plötzlich auf dem Weg nach Mazar-e-Sharif. Statt meines Ford Focus fahre ich plötzlich einen Dingo und statt der schicken deutschen Pkw überhole ich Eselskarren und klapprige japanische Autos und orientalisch geschmückte Lkw. Wem soll ich das bitteschön sagen? Susi, meinen Eltern, meinem Bruder? Die würden sich doch alle nur an den Kopf fassen und denken, der Stracki, der spinnt, der ist irre, nein danke.

Ich muss das allein in den Griff bekommen, und es klappt auch, wenn ich einfach nur bestimmte Situationen umgehe. Das ist nicht schwer. So macht es für mich keinen Sinn mehr zu grillen. Als ich vor einer Woche mit Susi bei einem Freund eingeladen war, ging es nur so lange gut, bis er die Würstchen auf den Grill legte. Der Geruch von verbranntem Fleisch löste bei mir eine Kettenreaktion aus. Mir wurde schlecht, richtig schlecht, dann raste mein Puls, mir wurde schwindelig. Als mich mein Freund fragte, was los sei, wollte ich nichts sagen. »Ich muss schnell nach Hause, es ist etwas mit den Jungs«, habe ich ihn angelogen und bin einfach weggefahren. Susi war dieses Mal nicht mal mehr sauer. Sie kennt meine Fluchtreaktionen und nimmt sie hin. Auch meine Mutter macht mir keine Vorwürfe mehr, wenn ich ihre Einladungen nach Bautzen ablehne. Ich war bestimmt schon mehrere Monate nicht mehr zu Hause. Ich mag in meiner Freizeit nicht lange fahren, sondern möchte am liebsten zu Hause sein. In meinen eigenen vier Wänden fühle ich mich geschützt.

Deshalb komme ich auch mit der Pendelei zwischen zwei Wohnsitzen nicht mehr zurecht. Ich möchte bei meiner Familie sein und mache Nägel mit Köpfen. Die Firma fusioniert und es gibt dadurch einen Überhang an Außendienstmitarbeitern. Um nicht irgendwann entlassen zu werden, gehe ich vorher freiwillig und dieses Mal falle ich nicht tief. Ich bekomme schnell einen neuen Job, kann übergangslos zum 1.1.2014 bei einer italienischen Firma in Baden-Württemberg im Außendienst arbeiten. Etwas anderes als Außendienst wäre auch nicht infrage gekommen. Ich kann keinen Bürojob mehr machen. Ich habe eine so starke innere Unruhe, dass ich immer in Bewegung sein muss.

Ich nehme mir auch vor, jetzt alles zu geben, um endlich dauerhaft in der Firma zu bleiben. Und ich kleckere nicht, ich klotze und bin jeden Tag bis zu vierzehn Stunden am Tag auf der Autobahn unterwegs und klappere alle Bestandskunden ab. Doch nach vier Monaten ist wieder Schluss, und dieses Mal liegt es nicht an mir. Denn die Firma zieht sich vom deutschen Markt zurück, und damit stehe ich auf der Straße. Diese Niederlage setzt mir jetzt richtig zu. Ich schäme mich. Meine Job-Vita liest sich völlig unsortiert. Wer soll mir mit den Papieren jemals eine Chance geben?

Susi ist von dem erneuten Job-Flop enttäuscht und unser Miteinander entsprechend angespannt. Die Stimmung ist eisig. Es fühlt sich an, als ob eine unsichtbare Mauer zwischen uns aufgebaut ist. Das ist nicht neu. Aber jetzt kommt die finanzielle Not dazu. Susi ist im April 2014 aus dem Dienst ausgeschieden und erhält seitdem für insgesamt 13 Monate ein Übergangsgeld von 90 Prozent des letzten Einkommens. Das ist bald vorbei. Danach braucht sie ein eigenes Einkommen oder eben meins. Aber ich bekomme nur noch Arbeitslosengeld und habe nach meinen Erfahrungen der letzten Jahre wenig Hoffnung, dass sich das bald ändern wird. Natürlich macht sie sich Sorgen, und Abend für Abend sitzen wir im Wohnzimmer und suchen im Internet nach Jobangeboten. Aber unsere Teamarbeit ist wenig erfolgreich, denn wir geraten schnell aneinander.

»Was meinst du, soll ich mich hierauf bewerben?«, frage ich nach und möchte ihren Rat. »Sie suchen in Darmstadt einen Bezirksleiter.«

Susi liest die Ausschreibung durch und reagiert verhalten.

»Ich weiß nicht«, sagt sie. »Sieh mal, welches Profil man sich vorstellt. Dafür reicht deine Qualifikation nicht.«

Eine Bemerkung, die mich sofort auf die Palme bringt.

»Sag doch, dass du mich für einen verdammten Loser hältst«, poltere ich sofort los.

»Das habe ich nicht damit sagen wollen«, versucht Susi die Situation zu entspannen. Aber dazu ist es dann schon zu spät.

Ich bin dünnhäutig. Mein Selbstbewusstsein gibt's nicht mehr. Jeder kleinste Zweifel an meiner Leistungsfähigkeit oder meiner Kompetenz trifft mich zutiefst, und ich schlage gleich um mich.

Susi weint dann. Ich schimpfe auf die Situation und dass mich niemand versteht. Es ist wie immer.

Krach und Gezerre gibt es auch, wenn ich Bewerbungen schreibe.

»Überlege doch mal, ob du das anders formulierst«, sagt Susi, und ich freue mich, dass sie mir helfen will. Aber wenn sie dann konkret in meinem Anschreiben herumkritzelt, packt mich die Wut.

»Das ist doch eine selten blöde Formulierung. Damit lädt mich bestimmt niemand zu einem Vorstellungsgespräch ein«, lehne ich sofort ihre Korrektur ab. Dabei geht es gar nicht um die Sache. Es geht darum, dass ich mich klein fühle und es einfach nicht ertragen kann, wenn mich jemand verbessert oder mir etwas sagen will.

Das Ergebnis ist auch klar.

»Frag mich doch gar nicht und kümmere dich allein um eine Arbeit«, wirft Susi schließlich die Brocken hin.

»Ja prima, dann lässt du mich im Stich«, ist meine Antwort. Wir kommen einfach nicht zusammen. Zwischen Susi und mir herrscht immer eine Art Stellungskrieg. Unsere Beziehungsbalance ist gekippt. Ich fühle mich in unserer Partnerschaft nicht mehr vollwertig, und das macht unser Miteinander anstrengend und schwierig.

Aber ich habe trotz aller Widrigkeiten Glück, kann schon vier Wochen später einen super Job ergattern. Ich bin jetzt Außendienstler für Hotelkosmetik, vertreibe alles, was die Hotelgäste im Bad für die Körperpflege bekommen. Die Bedingungen sind fantastisch. Ich bin zuständig für ganz Süddeutschland und die Schweiz, habe ein richtig schickes Auto und bekomme als perfekte Abrundung ein super Gehalt, fast 2000 Euro netto.

Als ich den Vertrag unterschreibe, bin ich erleichtert. Doch mit jedem Tag, den ich dem Arbeitsbeginn näherkomme, fühle ich mich unwohler.

Ich habe Angst. Angst, mich zu überfordern, zu versagen, einfach allem nicht standzuhalten. Ich weiß nicht, was los ist. Aber ich fühle mich innerlich zerbrechlich, nicht mehr richtig belastbar. Was ich früher nebenbei gemacht habe, erfordert heute meine volle Aufmerksamkeit. Ich wollte das Kinderzimmer streichen. Das habe ich früher an einem Samstagvormittag nebenher gemacht. Heute setzt mich allein die Planung unter Stress. Wenn Susi sagt, »denke daran, dass du das Kinderzimmer streichen wolltest«, beginnt sich mein Magen zu verkrampfen, mein Herz rast, und ich flattere innerlich. Warum? Ich weiß es nicht. Ich kann wunderbar tapezieren. Aber eine innere Stimme sagt immer: Pass auf! Sei nicht leichtsinnig! Es kann immer etwas falsch laufen!

»Na und, im Leben gibt es nie Garantien«, hat meine Mutter früher immer gesagt, und ich habe viele Jahre nach dieser Aussage gelebt. Doch neuerdings gelingt es mir nicht mehr.

Um die Angst zu unterdrücken, schlucke ich noch mehr Beruhigungstabletten. Dann fühle ich mich etwas leichter und entspannter, aber auch mutiger. Sofern man Mut braucht, um seinen ganz normalen Alltag zu leben: zur Arbeit gehen, einkaufen, das Kinderzimmer streichen. Um ganz normale Dinge abzuarbeiten, brauche ich schon Pillen. Aber sie helfen mir, die immer gleich ablaufenden Tage zu bewältigen. Wenn ich morgens zwei Tabletten nehme, wird mein Puls ruhig. Danach steige ich schnell unter die Dusche, ziehe mich an, wecke die Kinder. Susi lasse ich noch schlafen. Es ist mir lieber, denn mittlerweile habe ich Angst, dass sie mein Spiel durchschaut. Wenn sie schläft, bekommt sie nichts mit. Dann kann ich die Kinder allein fertig machen und zum Kindergarten bringen und fühle mich sicher. Ich will unbedingt, dass alles gut wird. Ich ahne nicht, dass die Katastrophe schon unmittelbar bevorsteht.

***

»Ich brauche noch einmal eine Auszeit. Glaube mir, es ist auch besser für dich!«

Es ist der 18.6.2015, und die Mutter meiner Kinder steht in der Küche und sagt mir diesen Satz. Ich verstehe ihn nicht, oder besser: Ich will ihn nicht verstehen.

»Was heißt das konkret?«, frage ich betont gelassen. Ich weiß nicht, ob Susi mir die Fassade abkauft. Jedenfalls bleibt sie genauso entspannt und erzählt mir, dass sie mich bittet, auszuziehen.

Ich bin baff! Mehr noch, völlig von der Rolle.

»Du wirfst mich aus meinem eigenen Haus?«, zische ich. »Gib es einen anderen Kerl? Los, erzähl schon. Was steckt dahinter?«

Mit einem Satz bin ich bei Susi, will sie an mich ziehen. Aber sie wehrt mich ab.

»Lass das jetzt«, sagt sie leise. »Wir müssen reden. Und das hier geht so nicht mehr weiter.«

»Die Kinder, denk doch an die Kinder«, werfe ich ein.

Aber Susi ist nicht zu stoppen. Sie spricht leise, ruhig, aber sehr geplant. Sie möchte uns eine Chance geben, deshalb braucht sie die Trennung. »Wir müssen beide zur Ruhe kommen«, sagt sie und nimmt jetzt sogar meine Hand, streichelt sie.

»Sandro, wir müssen uns voneinander erholen, glaube mir! Gerade wenn wir an die Kinder denken, müssen wir über uns nachdenken und überlegen, wie wir unser Zusammenleben besser machen können. Der Dauerstreit trifft nicht nur uns, sondern auch die Kinder. Philipp weint schon, wenn er unsere lauten Stimmen hört.«

Ich bin verzweifelt, laufe wie ein Verrückter in der Wohnung hin und her.

»Ich will dich nicht verlieren«, sage ich immer wieder. Und Sätze wie »ich liebe dich« und »ich kann nicht ohne dich leben«.

Ich sage alles. Ich will nur eins: dass Susi bei mir bleibt.

Doch wir schaffen es nicht, friedlich zu bleiben. Als ich einmal zwischendurch auf das Handy sehe und Susi das mit einem Seitenhieb auf meinen Ausrutscher mit Ulrike kommentiert, geht es wieder los: Wir schreien uns an, und Susi sagt fast schon trotzig: »Siehst du, da merkt man, wie gut wir uns verstehen.«

Irgendwann höre ich sie nach oben gehen. Sie will schlafen.

»Bitte bleib im Gästezimmer«, sagt sie eindringlich. »Es bringt nichts, wenn wir jetzt noch nebeneinanderliegen.«

»Ja, ja, ist schon gut. Ich werde dir schon nicht auf die Pelle rücken«, murmele ich getroffen und donnere vor Wut meine Hand gegen die Wand.

Meine Frau setzt mich vor die Tür, und ich kann mich nicht dagegen wehren. Ich glaube, sie hat gar keine Ahnung, was mit mir los ist. An die PTBS denkt sie bestimmt nicht mehr. Ich bin ja behandelt worden. Damit ist alles gut. Aber nichts ist gut, nichts.

Atemlos hole ich mir eine Flasche Wein aus dem Kühlschrank und lege mich damit unter die Wolldecke im Gästebett. Die Tabletten und jetzt noch der Alkohol. Ich weiß, dass der Zug meines Lebens jetzt mit Volldampf vor die Wand rast.

***

Ich komme übergangsweise bei Susis Onkel unter. Er gibt mir sein Gästezimmer, und ich kann so lange bei ihm bleiben, bis ich eine kleine Wohnung in Miltenberg gefunden habe. Die erste Nacht ist furchtbar. Ich vermisse die Kinder, Susi, meine gewohnte Umgebung.

Als Erstes rufe ich meine Mutter an und erzähle von der Trennung.

»Susi hat mich vor die Tür gesetzt«, sprudelt es sofort aus mir heraus.

Mutter wirkt vorbereitet.

»Vielleicht ist es das Beste für dich«, sagt sie zu meiner Überraschung. »Ich glaube, Susi und du, ihr passt nicht zusammen.«

Es sind die Sätze, die ich gar nicht hören will.

»Aber wir sind doch eine Familie«, werfe ich ein.

Doch Mutti sieht das ganz nüchtern.

»Was soll es, wenn das Familienleben nicht funktioniert. Ständiger Streit ist für die Kinder schlimmer als eine Trennung, glaube mir, Sandro.«

Natürlich weiß ich, dass sie damit recht hat. Aber ich will mich partout nicht damit abfinden, dass unsere Beziehung nicht mehr zu retten sein soll.

»Susi ist kein bisschen kompromissbereit. Das macht es so schwer. Kannst du ihr das nicht mal sagen?«, bitte ich meine Mutter.

Aber die winkt sofort ab. »Aus euren Streitereien halte ich mich heraus.«

Doch sie macht sich Sorgen.

»Deine Stimme klingt so schleppend. Was ist los, Sandro?«, fragt sie nach. Ich antworte nicht. Ich weiß auch nicht, was los ist. Soll ich ihr sagen, dass ich wie ein Tabletten-Junkie lebe? Das werde ich niemandem verraten.

* * *

In der Firma soll man nichts von meinen privaten Problemen mitbekommen, und deshalb weiß auch niemand, dass ich ausgezogen bin. Ich will mich auf meine Arbeit konzentrieren und Top-Leistungen abliefern. Ich glaube, wenn Susi wieder einen richtigen Kerl in mir sieht, der Erfolg hat und gutes Geld verdient, wird unsere Beziehung wieder besser. Sie soll sehen, dass ich Karriere machen kann, wenn ich es nur will. Und zum Glück weiß ich auch, wie es geht. Mit den Pillen bin ich ruhig, ausgeglichen und leistungsfähig. Die Kunden mögen mich. Ich mache gute Umsätze.

Und so düse ich wie von einem unsichtbaren Band gezogen durch Süddeutschland. Ich weiß nicht, wie viele Tage ich im Auto verbringe. Die Landschaft zieht im Rekordtempo an mir vorbei. Dazwischen gibt es tagsüber literweise Cola. Natürlich schlafe ich mit dieser Mischung im Körper noch weniger als sonst schon. Aber es ist egal. Zu verlieren habe ich nichts mehr, ich kann nur noch gewinnen.

* * *

Was ist das? Eine Suzuki, dunkelblau-metallic lackiert und liebevoll auf Hochglanz poliert, steht in der Einfahrt unseres Hauses. Es ist ein warmer Augustabend 2015, und es geht mir heute richtig mies. Ich bin gerade erst von einer anstrengenden Tour durch Süddeutschland nach Hause gekommen und war von der langen Fahrt völlig aufgedreht. Seit ein paar Wochen lebe ich in einem kleinen Ein-Zimmer-Apartment, in dem ich mich aber überhaupt nicht wohlfühle. Die langen Abende sind für mich dort unerträglich, besonders wenn ich nicht todmüde, sondern aufgedreht bin. Ich würde gern irgendwo hinfahren, etwas essen und ein Glas Wein trinken. Doch dafür fehlt mir das Geld. Ich kann mich nicht mehr verwöhnen, ich kann nur noch arbeiten, fernsehen und schlafen. Aber Letzteres geht jetzt noch nicht. Also bin ich lieber etwas ziellos durch die Gegend gefahren.

Nun gut, vielleicht nicht wirklich ziellos. Ich denke, ich habe die Nähe zu meiner Familie gesucht, bin deshalb an unserem Haus vorbeigefahren. Was ich wirklich erwartet habe, weiß ich nicht mehr. Vielleicht wollte ich noch Licht in Philipps und Bastians Zimmern oder gar Susi am Fenster sehen. Ich kann mich nicht mehr richtig erinnern, jedenfalls stehe ich plötzlich vor dem Haus und sehe dieses üppige Schmuckstück. Susi mag Motorradfahrer, obwohl sie selbst nie gefahren ist und auch gar keinen Führerschein hat. Das hat sie mir schon oft genug erzählt. Ich weiß auch, dass sie einen Jugendfreund aus der Fahrerszene hat, den sie schon mehr als 20 Jahre kennt und mit dem sie seit einiger Zeit wieder Kontakt hat. Seit Fasching schreiben sie sich auf WhatsApp. Ich habe in Susis Handy geschnüffelt und von diesem Antonio gelesen.

»Aber da ist nichts. Bilde dir doch nicht ständig etwas ein«, hat mich Susi immer angezickt, wenn ich sie nach diesem Typen gefragt habe. Angeblich würde ich damit nur wieder Stress produzieren wollen, und deshalb hat sie mir verboten, weiter mit ihr darüber zu sprechen.

Das Motorrad in der Einfahrt spricht jetzt eine deutliche Sprache. Ich koche vor Eifersucht. Im Wohnzimmer brennt Licht. Ob Susi Besuch hat? Wenn ich das jetzt nicht kläre, werde ich verrückt.

Wie in einem Kriminalfilm parke ich leise meinen Wagen um die Ecke und schleiche mich in den Garten. Ich habe keinen Hausschlüssel mehr und kann nicht einfach die Eingangstür aufschließen. Aber ich kenne mein Haus und weiß, wie ich auch anders hineinkomme.

Mit einem Satz bin ich auf dem Garagendach, schlage mit drei exakt gesetzten Faustschlägen den defekten Riegel zur Balkontür auf und stehe im Wohnzimmer meines Hauses. Ich kann mich nicht erinnern, jemals so aufgeregt gewesen zu sein. Mein Herz rast wie verrückt. Ich habe Sorge vor dem, was kommt. Susi wird ausrasten, wenn sie mich hier sieht. Aber viel schlimmer als meine Not, mit Susi Krach zu bekommen, ist meine Angst, dass sie nicht allein sein könnte. Außerdem fühle ich mich wie ein Einbrecher, ein mieser Krimineller.

Trotzdem schleiche ich auf Zehenspitzen jetzt ins Treppenhaus, und jemand läuft quasi direkt an mir vorbei ins Wohnzimmer. Es ist ein Mann, Anfang 50, mit langen, zu einem Zopf gebundenen Haaren: Antonio. Der angebliche Kumpel aus Jugendtagen ist allerdings fast nackt. Er trägt nur Boxershorts und lehnt jetzt ziemlich verlegen am Sofa und sieht mich betreten an. Klar, dass ich eins und eins zusammenzählen kann. Ich werfe dem halb nackten Eindringling noch einen verächtlichen Blick zu und renne dann die Treppenstufen hinauf ins Schlafzimmer. Susi steht vor unserem verwühlten Ehebett und sieht mich überrascht an. Sie trägt nur Unterwäsche. Ich sehe auf die Kleidungsstücke, die vor dem Bett verstreut liegen, und spüre eine ungeheure Wut und Verletzung in mir aufsteigen.

»Was ist hier mit euch los?«, schreie ich und schubse Susi aufs Bett. Und dann sage ich Sachen, die ich normalerweise nie zu meiner Partnerin sagen würde, aber in der schieren Verzweiflung ist mir alles egal und ich schimpfe mir mit wüsten Ausdrücken die Verletzungen von der Seele.

»Was soll das? Verschwinde. Ich kann machen, was ich will«, brüllt Susi zurück.

Ich kann die ganze Situation nicht mehr ertragen. Ich muss hier weg, aber den Kerl will ich mir noch vorknöpfen. Das ist mein Haus, mein Bett und meine Frau. Als ich herunterkomme, steht er immer noch im dunklen Wohnzimmer.

»Verschwinde aus meinem Haus, sofort«, schreie ich los. Doch dann steht Susi vor mir und fordert mich energisch auf, sofort zu gehen. Sie droht mit der Polizei.

»Ich gehe nicht aus meinem Haus«, brülle ich zurück und sehe plötzlich Bastian in seinem Pokemon-Schlafanzug aus seinem

Schlafzimmer kommen. Er hält Hundi, sein Kuscheltier, im Arm und sieht uns mit ängstlich aufgerissenen Augen an.

Soll er miterleben, wie sein Vater von der Polizei abgeführt wird? So weit darf es nicht kommen.

»Ich gehe«, murmele ich leise und laufe an Bastian vorbei ins Freie.

Wild japsend lehne ich mich von außen an die Hauswand. Ich kann nicht mehr, bin fix und fertig. Was ist bloß aus meinem Leben geworden? Ich muss mit jemandem reden, sonst platze ich innerlich. Mit pochendem Herzen fahre ich direkt weiter zu Freunden und erzähle, was ich gesehen habe, und den Rest der Nacht schütte ich mich so lange mit Alkohol zu, bis ich auf dem Sofa einschlafe.

Als der Wecker klingelt, rufe ich meinen Chef an. Ich sage die Wahrheit, dass mir in meinem eigenen Haus ein halb nackter Mann entgegenkam.

So etwas sieht man in Fernsehschnulzen. Aber bei mir ist es Reality-TV. Na bravo! Mein Chef hört zu, reagiert sehr mitfühlend. Ich sage ihm offen, dass ich nach dieser Nacht unmöglich arbeiten kann und einen Tag Urlaub brauche. Er ist sofort einverstanden.

Den Rest des Tages versuche ich mich irgendwie zu beruhigen. Ich habe meine Tabletten, die tun mir gut. Aber heute reichen sie nicht mehr. Ich stecke so tief in diesem Loch, dass ich allein nicht mehr rauskomme. Nachmittags lasse ich mir von meinem Hausarzt Antidepressiva verschreiben. Er gibt mir ein Rezept für zwei Wochen und rät mir dringend, mir einen Termin bei einem Psychologen zu besorgen. Ich nicke und weiß aber genau, dass es dazu nicht kommen wird. Ich fühle mich viel zu schlapp, um mit irgendjemandem über mein verpfuschtes Leben zu sprechen.

Die kommenden Wochen sind ein einziger Absturz, dabei hatte ich nicht gedacht, dass ich überhaupt noch tiefer fallen könnte.

Nachts trinke ich und weine verzweifelt. Tagsüber schlucke ich Tabletten und bin völlig überdreht. Ich versuche trotz dieser emotionalen Achterbahn irgendwie zu arbeiten und meine Kunden zu besuchen. Aufgeputscht von Pillen und Cola rase ich leichtsinnig über die Autobahnen, stehe mühsam Termine durch und mache anschließend Nickerchen auf Rastparkplätzen, weil ich denke, ich breche zusammen. Zwischendurch schreibe ich Hunderte von Nachrichten an Susi, bitte um Verzeihung, beschimpfe sie, jammere ihr etwas vor. Ich will wissen, ob sie etwas mit dem Kerl hat, doch sie bleibt mir die Antwort schuldig. Aber sie scheint ähnlich durcheinander zu sein wie ich, denn mal bekomme ich schlimmste Abfuhren, dann wieder versichert sie mir ihre Liebe. Und ich gehe langsam unter in dem ständigen Hin und Her, zu dem sie den Takt angibt. Wenn sie schreibt, dass sie mich braucht und nicht ohne mich leben kann, renne ich ihr nach, um mich wenig später als Stalker beschimpfen zu lassen, weil sie ihre Meinung geändert hat.

Wochenlang lebe ich in diesem pathologischen Taumel, und das ganze Paket an Gefühlschaos wird zu meinem Abwärtsstrudel. Ich sehe schrecklich aus und fühle mich auch so. Ich habe ständig Herzrasen, bekomme nachts kein Auge mehr zu und habe schlimme Angst- und Panikattacken. Nachts verfolgen mich die Taliban und tagsüber mein Leben. Ich weiß nicht mehr weiter. Doch der Supergau kommt noch obendrauf.

***

»Herr Strack, wir sind mit Ihren bisher erbrachten Leistungen nicht zufrieden und möchten unsere Zusammenarbeit mit Ihnen mit sofortiger Wirkung aufkündigen. Bitte haben Sie Verständnis für unsere Entscheidung. Wir wünschen Ihnen für Ihren weiteren Lebensweg alles Gute!«

Bumms! Ende September 2015 steckt das Schreiben in meinem Briefkasten. Die Zeilen lesen sich wie meine Hinrichtung. Ich habe schon oft gedacht, ich bin am Ende. Aber jetzt bin ich es wirklich. Denn jetzt habe ich alles verloren: meine Gesundheit, meine Familie, mein Haus und nun auch meine Existenz. Ich bin k.o.

Als ich meine Mutter anrufe, um ihr auch diese Niederlage zu sagen, weine ich bitterlich. »Ich weiß nicht mal mehr wohin«, schluchze ich. »Mein Konto ist total überzogen. Ich muss die Miete zahlen, den Unterhalt für die Jungs, dazu noch die Raten von drei Krediten. Mit dem Arbeitslosengeld geht das alles nicht. Ich habe nicht einmal ein Auto. Mama, ich mache Schluss!«

* * *

Ich schlafe in meinem Kinderzimmer. Auf dem Nachtschrank steht eine Tasse Tee, daneben liegen Plätzchen. Meine Mutter sitzt an meinem Bett und streichelt liebevoll meine Hand.

»Sandro, mein Junge, es gibt immer eine Lösung«, sagt sie leise.

»Und wie sieht die aus?«, frage ich genauso leise. »Mir fällt keine mehr ein.«

Seit drei Tagen bin ich bei meinen Eltern in Bautzen. Nach meinem Zusammenbruch in dieser Nacht und meinem Geschwafel von Selbstmord haben sich meine Eltern sofort ins Auto gesetzt. Keine vier Stunden später standen sie beide mitten in der Nacht vor meiner Tür.

Mama hat sofort verstanden, dass sie handeln muss. Sie ist sehr einfühlsam, sieht bei allen Menschen, wenn etwas aus dem Ruder läuft, und bei mir hört sie es schon an der Stimme.

Sie hat schon lange gespürt, dass meine Beziehung mit Susi fragil ist. Ich habe mich monatelang so gut wie gar nicht mehr bei ihr gemeldet und bei den letzten Besuchen bin ich allein gekommen und habe Ausreden präsentiert, warum Susi nicht dabei sein kann. Die wahren Gründe wollte ich nicht erzählen, da sich die beiden Frauen nicht mehr sonderlich mögen.

Susi ist schon lange sauer auf meine Mutter. Sie fühlt sich vor ihr nicht gut behandelt. Meine Mutter ist wiederum ärgerlich auf Susi. Sie sieht, wie sehr ich abgebaut habe, und schiebt meinen Niedergang auch auf Susi.

»Sie hätte sich mehr um dich kümmern müssen«, sagt sie oft. »Susi war doch selbst bei der Armee und auch im Einsatz. Sie weiß, dass du Hilfe brauchst, und unternimmt nichts«, hat sie schon oft gesagt. »Statt mal hierherzukommen und mit der Familie gemeinsam eine Lösung zu suchen, ignoriert sie uns«, wirft Mutter ihr vor. »Stattdessen lässt sie dich abstürzen und sucht sich einen Neuen. Das ist schäbig.«

Susi sagt dagegen: »Deine Familie lehnt mich ab. Was soll ich da?«

So sitze ich nicht erst seit heute zwischen zwei Stühlen. In meiner ausgleichenden Art habe ich versucht, es allen recht zu machen, und bin auch damit gescheitert. Aber egal, jetzt ist mit Susi alles vorbei, meine Familie hat mir mein Herumgeeiere verziehen und ist für mich da. Es ist alles gut.

Mein Vater hat mich einfach nur in den Arm genommen, als ich ihm wie ein Gespenst mit ungewaschenen Haaren und deutlich zu viel Alkohol im Blut entgegenkam. Ich war ihm so dankbar.

Meine Mutter hat sich einmal in meinem Apartment umgeschaut, das ganze Chaos und die leeren Flaschen gesehen und sofort entschieden: »Du kommst jetzt mit zu uns!«

Ich habe dem nichts entgegengesetzt, nur noch schnell ein paar Sachen eingepackt und mich dann hinten in ihr Auto gesetzt und mich wegfahren lassen wie ein hilfloses Kind.

Jetzt bin ich bei ihnen zu Hause. Es tut mir gut, nicht mehr allein zu sein. Meine Eltern, die ich in den letzten Jahren so oft enttäuscht habe, sind immer für mich da. Auch mein Bruder Mario ist sofort gekommen und hat mir in der für ihn typisch sachlichen Art auf die Schulter geklopft, gemeint, »es wird schon, Kumpel«, und dann hat er mich in den Arm genommen und festgehalten. Ich habe geweint und mich nicht geschämt für meine Tränen. Mario, der kleine Mario, er ist plötzlich der Starke und ich der Schwache. Die Rollen haben sich verdreht.

Ich habe mich ihm gegenüber oft unfair verhalten. Ich, der Superbruder, der immer besser, wichtiger sein wollte, habe ihm häufig das Gefühl gegeben, der doofe Junge zu sein. Jetzt steht er vor mir, groß, stabil, mit einer tollen Lebensleistung. Er hat einen sicheren Job als Maurer, eine liebenswerte, hübsche Freundin und ist gerade Vater einer süßen Emmy geworden. Eine Familie im Glück. Er hat alles, was ich mir immer gewünscht habe. Aber ich, der Überflieger, bin abgestürzt und sehr, sehr dankbar, dass er und meine Eltern da sind, um das, was von mir noch übrig geblieben ist, wieder aufzubauen.

»Du machst das schon«, sagt Mario jetzt in seiner kurz angebundenen Art. Er ist kein Mann der großen Worte. Aber er streicht mir spielerisch über den Kopf, wie wir es immer gegenseitig als Kinder gemacht haben, und ich weiß, dass er es ernst meint, ich auf ihn zählen kann.

Und jetzt sitzt meine Mutti hier, hält immer noch meine Hand und hat auch eine Lösung parat.

»Du weißt, dass du an einer PTBS leidest«, sagt sie und nimmt wie immer kein Blatt vor den Mund. »Ich habe in den letzten Tagen viel darüber im Internet gelesen. Die Symptome sind eindeutig.«

»Ich habe eine Therapie gemacht, das weißt du doch«, antworte ich.

Mama nickt.

»Natürlich weiß ich das. Aber es hat nicht gereicht. Deine PTBS ist nicht ausgeheilt. Das passiert häufig. Du musst noch einmal in Behandlung und brauchst mehr Zeit für dich.«

Ich bin unsicher, ob sie recht damit hat.

»Ich weiß nicht, Mutti«, entgegne ich. »Sieh mal, ich bin vor sechs Jahren im letzten Einsatz gewesen. Die Therapeutin hat gesagt, dass im Laufe der Jahre die Bilder verblassen und irgendwann ganz weg sein werden. So etwas dauert eben.«

Mutti sieht mich jetzt ernst an.

»Das kann sein, Sandro. Aber allein hast du es nicht geschafft, und so viel Zeit hast du nicht mehr. Du brauchst wieder ein Leben, das lebenswert ist. Du musst etwas dafür tun. Am besten sofort.«

Ein Leben, das lebenswert ist, ja, das wäre schön. Aber ich habe Zweifel, dass ich jemals wieder dahin kommen werde. Im Moment fühle ich mich wie in einem Erdloch, um mich herum sind Riesenwälle aufgeschüttet. Wie soll ich die überwinden?

»Sandro, du gehst morgen zu unserem Hausarzt Dr. Mertens. Ich habe schon einen Termin für dich gemacht. Er wird dir helfen, einen Psychologen zu finden, und über die Bezahlung musst du dir auch keine Gedanken machen. Das ist geregelt.«

So ist sie, meine Mutter. Sie redet nicht lange herum. Sie handelt. Und es stimmt ja auch, dass ich nicht gesund bin. Was habe ich also zu verlieren. Es kann ja nur bergauf gehen.

* * *

Ich rede viel über Afghanistan. Der Psychologe, ein durchtrainierter Mann Mitte vierzig mit halb langen blonden Haaren, Dreitagebart, Jeans und Sweatshirt sitzt mir in einer gemütlichen kleinen Praxis gegenüber. Die kleinen Räume sind sparsam eingerichtet, und alles wirkt auf mich etwas alternativ.

Meine Mutter hat mir gesagt, dass dieser Dr. Schulz die Praxis erst vor Kurzem von einem älteren Kollegen übernommen hat und noch nicht viel verändern konnte. Aber ich denke, er hat bewusst alles sehr knapp und natürlich eingerichtet. Es weht ein Hauch von Bio-Flair durch die Räume, und ich fühle mich auf Anhieb wohl hier. Heute habe ich schon meine dritte Sitzung.

Mein Psychologe will alles ganz genau wissen. Immer wieder und wieder lässt er mich erzählen, was ich in Afghanistan gesehen und erlebt habe. Ich erzähle Dinge, die ich noch niemandem gesagt habe. Und es geht nicht darum, einfach draufloszuplaudern, nein, mein Psychologe will jedes Detail ganz genau beschrieben wissen. Es sind blutige Details, aber das stört ihn nicht. Obwohl ich das nicht wirklich glaube, denn manches Mal kippt er so beherzt ein halbes Glas Wasser hinunter, dass ich vermute, er will damit auch seinen Ekel hinunterschlucken.

Mich strengt das Erzählen an, sehr sogar. Die Situationen, von denen ich berichte, sind in diesen Momenten so lebendig, dass sogar der Ekel vor dem Erlebten mir genauso groß vorkommt wie damals, als ich in der Situation steckte. Mein Gegenüber spricht wenig. Der Fachmann lässt mich reden, hakt aber immerzu nach, wenn ihm etwas zu undeutlich erscheint. Dann stellt er Fragen, will alles exakt wissen, und ich muss nachdenken, um mich an jedes noch so kleine Detail erinnern zu können.

»Wie viele Menschen waren dort? War es dunkel? Konnten Sie Gesichter erkennen? Wie haben Sie sich damals gefühlt? Sprechen Sie das aus!«, sind seine klaren und deutlichen Fragen. Er hat eine angenehme Stimme. Wenn ihm meine Antworten nicht ausreichen, fragt er weiter. Er lässt nicht locker. Manches Mal nervt mich das, aber ich gebe keine Widerworte. Ich füge mich. Ich will gesund werden.

Ich lerne auch viel über diese Behandlungsform meiner Krankheit.

Der Betroffene wird intensiv mit den Bildern und Gefühlen des traumatisierten Erlebnisses konfrontiert, quasi wieder neu traumatisiert, aber das Geschehen wird mithilfe des Psychologen anders eingeordnet und bewertet. Unterstützend sind dabei Bewegungen mit seinem Finger, denen ich mit meinen Augen genau folgen muss. Dabei wird das Gehirn durch den äußeren Reiz neu stimuliert, und es hilft, die Erinnerungsstücke sinnvoller einzuordnen als bisher.

Für mich klingt das alles sehr überzeugend, und ich mache gern und engagiert mit.

Rückblickend glaube ich, dass ich bei meiner ersten Therapie die Krankheit nicht ernst genommen habe. Ich stand noch unter dem Eindruck meiner Bundeswehr-Jahre und fühlte mich stark und unantastbar. Ich habe keine Weichheit, keine Schwäche zugelassen. Ich war doch ein Kerl, einer, der einsteckt, ohne zu klagen, einer, an dem die Härte des Lebens abprallt. So hatte man uns auch ausgebildet. Gewappnet für den Ernstfall. Mich hatten auch keine Kugeln getroffen. Darüber war ich froh. Dass ein unsichtbares

Geschoss direkt meine Seele zertrümmert hatte, das wollte ich mir nicht eingestehen. Ich wollte allein mit dem klarkommen, was da in mir tobte. Geholfen hat es nichts, sondern es endete im totalen »Knock out«.

»Ich war damals in den Sitzungen wie ein Konsument, aber nicht wirklich aktiv beteiligt«, erzähle ich auch meinem Therapeuten, als er mich fragt, warum mir die erste Behandlung so wenig gebracht hat.

Er nickt und kann mir mein Verhalten sogar erklären: »Sie wollten nicht wirklich aufarbeiten, Sie wollten vergessen! Aber ein Radiergummi für seelisches Leid gibt es nicht, und die Pille für den Morgen danach auch nicht. Sie müssen aktiv mitmachen, sonst ist alles hier Zeitverschwendung. Aber wenn sie weiter so engagiert dabei sind, wird die PTBS ausheilen.«

Ich nicke. »Ich bin dabei.«

Und das nicht nur in den Sitzungen. Ich lese auch viel. »Eine PTBS kann genauso stumpfsinnig machen wie eine Demenz und Menschen aus ihrem Alltags- und Arbeitsleben katapultieren«, steht im Internet. Ich erfahre auch, dass viele Tausend Kameraden so leben müssen wie ich, dass sie ihre Familien verlieren, ihre Existenz und dass sie nicht mehr zurückfinden in ein Leben, untergehen und unsichtbar werden.

Ich will so nicht enden. Ich will irgendwann wieder Sieger sein. Dieses Mal kämpfe ich nicht gegen einen äußeren Feind, sondern gegen den Feind in meiner Seele. Im Moment bin ich noch kein gleichwertiger Gegner. Ich fühle mich schlapp, habe in den letzten Wochen noch einmal fast 20 Kilo abgenommen und sehe aus wie ein Spargel. Ich kann mir nichts mehr leisten, mein Geld reicht kaum für das Nötigste. Wenn mir meine Eltern nicht ab und zu etwas zustecken würden, müsste ich hungern. Aber mit jedem Tag kommen die Lebensgeister zurück. Und das ist ein gutes Zeichen. Zwischendurch fahre ich mehrmals nach Miltenberg und versuche mein zurückgelassenes Chaos zu regeln. Denn auch das gehört zur Behandlung. Ich muss meinen sozialen Rahmen sortieren.

Mutti geht mit mir mehrmals zur Schuldnerberatung in Bautzen. Dort hat man mich gebeten, alle Unterlagen zu holen und mitzubringen. Als ich die Schreiben vorlege, schäme ich mich und sehe erst jetzt das ganze Ausmaß der Katastrophe. Ich habe gemacht, was viele in meiner Situation machen: ich habe meine Post nicht mehr geöffnet. Und so ist mein Strom abgestellt, und es laufen jede Menge Mahnverfahren. Aus kleinsten Minibeträgen sind stattliche Summen geworden. Ich bin dankbar, dass man mir hilft, das Durcheinander endlich aufzuräumen.

»Bleib ruhig«, sagt mir Mutti und nimmt meine Hand. »Wir regeln das jetzt alles.«

Mithilfe der Beratungsstelle erarbeiten wir eine Liste aller Verbindlichkeiten, und ich bekomme die Aufgabe, nach und nach alle Gläubiger abzutelefonieren, zu den Banken zu fahren und Ratenverträge zu vereinbaren. Und siehe da, ich sehe Licht. Meine Situation ist zwar alles andere als leicht, aber sie ist auch nicht aussichtslos.

»Es lässt sich alles regeln, mein Junge«, sagt Mutti. »Das wird alles wieder gut.«

Mutti lädt mich nach dem Termin bei der Beratungsstelle zu einem Cappuccino ein. Jetzt sitze ich mir ihr in einem hübschen Café und nippe an dem heißen Getränk.

»Meinst du wirklich?«, frage ich sie und sehe sie unsicher an. Mutti muss jetzt lachen.

»Aber Junge, na klar. Das Leben ist keine Autobahn, auf der man immer nur geradeaus rasen kann. Es gibt Kurven, durch die man steuern muss, und hügeliges Gelände. Das gehört nun mal für alle dazu.«

Ihr anschauliches Beispiel finde ich passend.

»Ich muss dann wohl noch ein bisschen bergauf kraxeln«, sage ich und spüre in dem Moment, dass ich mich wieder stärker, mutiger fühle. »Mama, ich glaube, ich schaffe es wirklich«, sage ich zu ihr und dann stehe ich auf und nehme sie vor allen Leuten in den Arm. »Mutti, ich bin so froh, dass ich dich habe. Ich weiß jetzt, dass ich das Tal erreicht habe. Ich sehe jetzt nur noch nach vorn. Du hast recht, es geht bergauf.«

* * *

In dieser Euphorie entschließe ich mich, wieder zur Bundeswehr zu gehen. Als der Postangestellte meinen Briefumschlag mit den Bewerbungsunterlagen frankiert, pumpert mein Herz. Ja, ich will zurück. Ich denke, es waren schon die Folgen meiner PTBS, die mich damals verleitet haben, den Dienst zu quittieren. Die Jahre beim Bund waren die schönsten meines Lebens. Ich war leidenschaftlich gern Soldat. Gut, die Erfahrungen der Einsätze haben mir zugesetzt, mich krankgemacht. Aber Krankheiten kann man heilen. Ich bin auf einem sehr guten Weg. Und wer sollte mehr Verständnis für meine Situation haben als die Armee? Wenn ich gesund bin, werden sozusagen alle Uhren auf null gestellt. Ich kann dann sogar wieder einen Einsatz gut durchstehen. Ich bin bereit und wieder stark genug, meinem Land zu dienen.

Natürlich habe ich Angst, umziehen zu müssen. Meine beiden Jungs sind hier. Ich möchte nicht weit von ihnen weg sein. Aber das kann man klären. Ich habe das in meiner Bewerbung angegeben.

Diese privaten Dinge werden berücksichtigt.

Ich irre mich. Keine zwei Wochen später bekomme ich meine Absage.

»Lieber Herr Strack, nach gründlicher Prüfung Ihrer Unterlagen haben wir uns leider gegen eine Einstellung entschieden!« Wow! Das sitzt!

Für die Armee bin ich nicht mehr geeignet. Als Begründung hat man Bandscheibenprobleme aufgeführt. Vermutlich habe ich zu oft die schwere Ausrüstung schleppen müssen. Ich bin nicht mehr wehrdiensttauglich und damit ausgemustert, für immer. Dass ich der Armee nach meinem Aufstieg auch meinen Abstieg verdanke, spielt keine Rolle.

Ich bin enttäuscht, als ich die Absage der Bundeswehr in der Hand halte. Enttäuscht, aber nicht verbittert. Dann ist es eben vorbei. Die letzten Monate waren zwar nicht leicht für mich, aber ich bin an den Herausforderungen gewachsen. Die Therapie, das Erleben der eigenen Stärke und nicht zuletzt Larissa haben gewirkt. Ich bin nicht mehr so dünnhäutig wie früher, und ich habe wieder Zuversicht. Wenn sie mich nicht haben wollen, bitte schön, dann wird mein Leben anders weitergehen. Ich schaffe das!

Kapitel 11

Schlüssel rein, umdrehen, Tür öffnen, Speicher auffüllen, Tür zuklappen, abschließen, fertig. Seit November 2015 fülle ich Zigarettenautomaten auf, zwölf Stunden am Tag. Mit einem Kleinwagen düse ich durch das gesamte Rhein-Main-Gebiet, bis zu 300 Kilometer am Tag, und klappere die Automaten ab. Es ist mit Sicherheit nicht mein Traumjob. Aber ich verdiene genug Geld damit, um zu überleben.

Meine Therapie mache ich weiter, aber ich kann nur noch alle zwei Wochen am Samstagmorgen kommen. Mein Psychologe hat auch am Wochenende für mich Zeit. Ich bin ihm sehr dankbar dafür.

Und unsere gemeinsame Arbeit ist nicht umsonst.

»Ich schlafe durch«, sage ich sofort, als ich an einem Wochenende Mitte Dezember 2015 die Praxis betrete und schaue ihn triumphierend an. »Die schlimmen Bilder sind plötzlich wie ausgeknipst.«

Mein Therapeut lacht, nimmt mir aber auch gleich meine Euphorie. »Das muss nicht so bleiben. Wundern Sie sich nicht, wenn Sie nicht dauerhaft gut schlafen. Aber es ist ein achtbarer Erfolg. Sie sind auf einem guten Weg.«

»Es gibt noch etwas zu erzählen«, sage ich und lächele ihn vielsagend an.

»Eine Frau?«, fragt er.

Ich nicke.

»Erzählen Sie!«

Und ich berichte alles. Ausführlich, exakt. Genau so, wie er es gern hört, und natürlich von Anfang an.

Im November 2015 melde ich mich auf einer Single-Börse an und bekomme recht schnell eine Zuschrift. Sie ist von einer Larissa.

»Bist du der Papa von Basti?«, möchte sie wissen.

»Ja«, antworte ich und frage gleich, woher sie mich kennt.

»Unsere Jungs sind zusammen im Kindergarten! Wir haben uns schon oft gesehen. Ich bin die Mama von Jaydon.«

Wenn ich ehrlich bin, kann ich mich nicht wirklich erinnern. Aber natürlich bin ich neugierig. Larissa schickt mir noch weitere Bilder von sich und schließlich kann ich sie einordnen. Sie ist die hübsche junge Frau mit den dunklen langen Haaren, die ich schon so oft im Kindergarten gesehen hatte. Ich fand sie immer sehr hübsch, aber ich war ja mit Susi zusammen. Jetzt erfahre ich mehr über Larissa. Sie ist 31 Jahre alt, lebt schon seit Jahren vom Vater ihres Sohnes getrennt und arbeitet als Köchin in einem Nachbarort von Miltenberg.

»Wollen wir uns zum Kaffee treffen?«, schreibe ich ihr schließlich und sie antwortet: »Warum nicht?«

Zwei Stunden später sitzen wir uns in einer Bäckerei in Kleinheubach gegenüber, und ich blühe mit jeder Minute mehr auf. Wir verstehen uns gut, lachen viel und verabreden wir uns für den Abend zum Sankt-Martins-Umzug.

Als ich später in der Dunkelheit neben ihr stehe, bin ich total nervös. Sie gefällt mir, sehr sogar, und wenn sich unsere Blicke treffen, knistert es mächtig. Beim Abschied verabreden wir uns für das nächste Wochenende. Denn dann haben wir beide viel Zeit. Jaydon ist bei Larissas Mutter. Meine Jungs sind bei Susi.

»Dann ist das unser Wochenende«, meint Larissa. Ich bin etwas unsicher. Seit dem Debakel mit Ulrike habe ich das Flirten verlernt. Und es ist noch etwas, das mich vorsichtig sein lässt: Wenn ich mich auf Larissa einlasse, gibt es kein Zurück mehr zu Susi. Aber will ich das wirklich? Sie ist die Mutter meiner Kinder, und ich weiß nicht, ob mich nicht doch noch Gefühle mit ihr verbinden. Aber ich muss irgendwann die Vergangenheit abschütteln und mir eine Zukunft aufbauen. Warum nicht jetzt?

Larissa lädt mich zu sich zum Essen ein. Sie kocht leckere Spaghetti, anschließend gibt es ein Sorbet. Es sind schöne, gemeinsame Stunden. Sie ist ruhig, bescheiden, leise. Ein ganz anderer Frauentyp als Susi. Wir verstehen uns gut, erzählen uns unsere Leben. Aber als ich spät in der Nacht in mein kleines Apartment gehe, habe ich Angst. Was ist, wenn ich mich so richtig in sie verliebe? Was wird dann aus Susi? Ist dann alles vorbei?

Ich weiß von Freunden, dass Susi einen neuen Freund hat. Angeblich geht ein Michael dort regelmäßig ein und aus. Ich frage Susi nicht danach. Es geht mich ja auch nichts an. Für mich ist es wichtig, dass es mit den Kindern klappt, und das bekommen wir im Moment gut hin. Ich kann die Jungs jedes zweite Wochenende holen. Dafür bin ich ihr dankbar, und ich will dieses funktionierende Miteinander nicht gefährden. Denn wenn Susi mir die Kinder nicht mehr gibt, ist alles vorbei.

Natürlich tut mir die Vorstellung weh, dass es einen anderen Mann in ihrem Leben gibt. Aber ich muss es akzeptieren. Trotzdem ist da noch die Hoffnung, dass mein Leben wieder so wird, wie es einmal war, auch privat. Ich brauche noch Zeit.

***

Meine erste Nacht mit Larissa ist schön. Es ist kurz vor Weihnachten, und wir sind schon seit Tagen unzertrennlich. Ich habe bewusst lange gewartet, bis ich mich richtig auf sie einlasse. Ich will kein Abenteuer, und das habe ich Larissa auch gesagt. Mit meinem Krankheitsbild brauche ich Stabilität. Das spüre ich, und das hat mir auch Dr. Schulz versichert. Mein Leben mit einer PTBS braucht sichere Eckpfeiler, damit meine Seele ausheilen kann. Ein sicherer Job, eine sichere Beziehung, Routine, Entspannungszeiten und nicht zu viele Überraschungen. Alles, was plötzlich eintritt, was schnelle Reaktionen erfordert, kann mich aus der Bahn werfen. Davor muss ich mich hüten.

Ich nehme diese Ratschläge ernst, sehr ernst sogar. Deshalb spiele ich auch mit offenen Karten und sage Larissa alles über mich, auch über meine Krankheit. Ich will kein Risiko mehr eingehen, keinen Rückschlag erleben. Ich will gesund werden, damit ich wieder meinen Einsatz bringen kann, im zivilen Leben genauso, wie ich ihn früher in der Armee gezeigt habe. Larissa hilft mir dabei, und als ich in dieser Dezembernacht bei ihr bleibe, fühlt es sich zu einhundert Prozent richtig an.

***

Dr. Schulz hat aufmerksam zugehört.

»Es klingt gut, Herr Strack. Ich glaube, Sie brauchen mich nicht mehr!«

Ich sehe ihn an und strahle über das ganze Gesicht.

»Meinen Sie, das Leben hat mich wieder?«

Er nickt. »Sie müssen lebenslang gewappnet sein. Aber Sie haben Ihre Krankheit angenommen, akzeptiert und sich Hilfe geholt. Es sieht gut aus.«

»Brauche ich eine Notfall-Hotline?«, möchte ich noch wissen.

Dr. Schulz schüttelt den Kopf. »Das sehe ich nicht. Sie haben alles gelernt, was Sie wissen müssen. Machen Sie etwas daraus!«

Ich mag diesen Mann. Nicht nur, weil er mich gerettet hat.

An diesem Tag trinken wir einen Kaffee zusammen. Ich lade ihn ein, und unkonventionell, wie er ist, geht er auch mit.

Zum Abschied drückt er mir die Hand. Es fühlt sich freundschaftlich an.

Kapitel 12

»Guten Morgen, Baby«, weckt mich Larissa mit ihrer sanften Stimme und hält mir einen duftenden Kakao hin. Schlaftrunken nehme ich einen Schluck und genieße es, dass sie sich vor dem Aufstehen noch einmal in meine Arme kuschelt. Ich bin glücklich. Ich liebe sie, und wir wollen zusammenleben. Es ist Februar 2016, und seit zwei Monaten sind wir ein Paar.

»Was ist das eigentlich für ein Bett?«, frage ich etwas unpassend in die Stimmung, aber irgendwie kam mir das Gestell schon immer bekannt vor. »Du wirst es kaum glauben, aber ich hatte genau so ein Bett auch einmal gekauft«, erzähle ich ihr. »Damals, 2011 in Murnau, als ich mit Susi zusammengezogen bin, habe ich uns das Bett für die neue Wohnung geholt. Mutti hat mir das Geld dafür zum Geburtstag geschenkt. Das ist lustig, dass wir denselben Geschmack haben«, plaudere ich weiter und genieße Schluck für Schluck den leckeren Kakao.

»Und wo ist das Bett geblieben?«, fragt Larissa jetzt, stützt sich auf ihre Arme auf und sieht mich neugierig an.

»Das Bett? Das weiß ich nicht.«

»Bitte, denk nach, ich glaube, du weißt es!«, bohrt Larissa weiter.

Ich muss wirklich einen Moment grübeln, bevor es mir wieder einfällt.

»Als wir das Haus in Miltenberg gemietet haben, wollte Susi unbedingt neue Möbel haben, und unser erstes Bett war übrig. Susi hat es an irgendeine Bekannte verkauft. Ich weiß aber nicht an wen.«

»Aber ich«, sagt Larissa jetzt und lässt sich lachend ins Bett plumpsen. »Sie hat es an eine Freundin von mir verkauft, und rate mal, an wen die das Bett weiterverkauft hat?«

Ich stehe ein paar Sekunden auf der Leitung, dann fällt bei mir der Groschen. »Du meinst, ich liege in meinem eigenen Bett? Meinem Bett aus Murnau?«

Larissa nickt und bekommt sich vor Lachen nicht mehr ein.

»Das heißt, wir haben die ganze Zeit in meinem alten Ehebett miteinander geschlafen! Meine Güte, das hätte auch nicht sein müssen. Das ist mir jetzt richtig peinlich.«

Larissa streichelt mir über den Kopf. »Ach, Baby, ich finde das lustig. Es ist ein Zeichen, dass wir zusammengehören.«

Und dann schmiegt sie sich fest an mich, küsst mich. »Jetzt ist es unser Bett!«

* * *

»Sandro, alles okay?« Larissa ist gerade von der Arbeit gekommen. Es ist August 2016, und draußen ist es um 19 Uhr noch herrlich warm. Jetzt steht sie direkt vor unserer Couch, auf der ich es mir schon vor einer Stunde gemütlich gemacht habe.

Ich nicke, murmele »Ja!«.

»Du hast ganz erschrocken ausgesehen, als ich hereingekommen bin. Was ist denn passiert?«, fragt sie nach.

Sie blickt auf den Fernseher, den ich jetzt mit einem Klick auf die Fernbedienung ausstelle.

»Hast du etwas gesehen, das dich so aufgewühlt hat?«, will sie wissen.

»Ja, ich habe mir gerade eine Afghanistan-Reportage angesehen. Das war dumm von mir. Ich muss das lassen.«

»Warum wolltest du das denn sehen?«

»Ich bin beim Zappen hängen geblieben. Plötzlich tauchte die berühmte ›Blaue Moschee‹ auf dem Bildschirm auf, und ich bin neugierig geworden. Ich wollte wissen, was sich in den letzten Jahren im Land getan hat. Aber es war ernüchternd. Es herrscht noch mehr Chaos als damals.«

Larissa nimmt meine Hand.

»Du musst loslassen«, meint sie. »Es ist nicht mehr wichtig für dich. Dein Leben ist jetzt hier, mit mir. Afghanistan ist weit weg.«

Ich atme tief durch, sehe ihr dabei in die Augen.

»Du hast recht«, murmele ich. »Was zählt, ist unsere Zukunft. Ich muss mich darauf konzentrieren. Ich kann die Welt nicht retten. Es ist besser, ich sehe mir schöne Dinge an, die uns Freude machen.«

Larissa lächelt. »Ja bitte, denke lieber darüber nach, wohin unsere nächste Reise gehen soll. Mallorca? Ibiza? Dann bist du fröhlich und schläfst in den Nächten garantiert weiter so wie ein Murmeltier«, scherzt sie, und ich gehe nur zu gern auf das Thema ein.

»Was hältst du denn von Griechenland? Da sind die Strände herrlich, das Wasser kristallklar und das Essen liebst du doch auch.«

»Finde ich auch gut!«, antwortet Larissa, und ihre blauen Augen blicken mich kess an. »Jedenfalls auf keinen Fall an den Hindukusch. Ich möchte irgendwohin ans Mittelmeer, wo es schöne Bars gibt und wir tanzen können. Was meinst du? Wir wäre es denn mit Spanien? Da können wir Flamenco tanzen.« Und dann stellt sie sich vor mich hin, klatscht rhythmisch in die Hände und summt den berühmten Hit der Gipsy Kings: »Bamboleo«.

Ich muss jetzt richtig lachen und küsse Larissa gut gelaunt auf die Wange.

»Keine Sorge, an den Hindukusch bekommen mich keine zehn Pferde mehr. Afghanistan ist meine ganz persönliche No-Go-Area! Aber weißt du, wo es mir am besten gefällt? Hier, in Miltenberg am Main, mit dir!«

Ich spüre jetzt Larissas Kopf auf meiner Brust, rieche ihr Parfüm. Draußen ist es noch gleißend hell. Die Abendsonne fällt durch die Vorhänge. Die Vögel zwitschern.

»Wie lange hatte ich eigentlich schon keinen Albtraum mehr? Was glaubst du?«, frage ich in die Stille.

»Das ist bestimmt schon viele Wochen her«, meint Larissa. »Ich bin sicher, du hättest auch jetzt kein Problem, wenn du diesen Film nicht gesehen hättest. Denn eigentlich geht es dir gut.«

Ich nicke. Sie hat recht. Es war eine Ausnahme, dass mich die Vergangenheit wieder eingeholt hat. Ich hätte wissen müssen, dass mir so eine Reportage nicht guttut. Ich werde mir so etwas vermutlich nie mehr emotionslos ansehen können. Aber ich muss auch nicht mehr darüber grübeln. Es ist vorbei. Was zählt, ist die Zukunft. Hier in Miltenberg oder sonstwo.

»Weißt du was?«, sage ich zu Larissa und tippe ihr spielerisch an die Nasenspitze. »Ich mache uns das Abendessen und verwöhne dich und Jaydon mit leckeren Rühreiern und Toastbrot. Was hältst du von einem Cappuccino?«

Larissa verdreht genüsslich die Augen.

»Sehr viel. Dann lass dich nicht aufhalten.«

»Bin schon unterwegs«, flöte ich. »Ruhe dich etwas von der Arbeit aus. Wir ziehen noch einmal los. Ich möchte etwas unternehmen.«

Als ich in der Tür stehe, sehe ich Larissa noch einmal an. Sie ist so schön, klein, zierlich, mit wunderbar langen, dunkelroten Haaren. Am meisten mag ich ihre blitzenden lebendigen Augen und ihr fröhliches Lachen. Sie steckt Kummer leichter weg als ich, weil sie allem etwas Positives abgewinnen kann. Deshalb hat sie meist gute Laune und steckt mich damit ganz schnell an. An Larissas Seite kann man gar nicht lange traurig sein. Ich habe mich in sie verliebt.

Seit sie bei mir ist, wird mein Leben jeden Tag ein bisschen schöner, und es geht in jeder Hinsicht rasant bergauf. Der Albtraum, der mein ganzes Leben bis vor Kurzem noch war, ist vorbei. Ich hatte innerhalb kürzester Zeit alles verloren: meine Gesundheit, meine Familie, meine Kinder, mein Haus, meinen Job und meinen inneren Frieden. Es war wie bei einem Dominospiel. Man kickt einen Stein an, und nacheinander kippen alle um. Mein Anfangsstein war meine Seele. Als die einknickte, setzte sich die verhängnisvolle Kettenreaktion in Gang, und zurück blieb ein Haufen umgefallener Träume und mittendrin ich, erst nur krank und allein, schnell auch arm und verzweifelt.

Jaydon, Larissas sechsjähriger Sohn, steht in der Tür.

»Ich habe das Toastbrot gerochen!«, ruft er und steuert direkt seinen Platz an. »Ich möchte eine Scheibe mit Käse.«

Er ist ein liebenswerter Junge. Ich mag ihn.

Wenig später sitzen wir zu dritt am Tisch. Jaydon beißt genüsslich in seinen Toast. Larissa genießt ihren Cappuccino und ich esse schon meine zweite Portion Rühreier.

Im Hintergrund spielt das Radio unseren Lieblingssong »An Tagen wie diesen …« Larissa summt die Melodie fröhlich mit. Jaydon kennt sogar den Text, trällert »… wünscht man sich Unendlichkeit« und dann singen wir den Refrain zu dritt weiter. »An Tagen wie diesen haben wir noch ewig Zeit …«

Wir sind eine glückliche kleine Patchwork-Familie, und ich bin mir sicher, dass wir miteinander alt werden.

»Weißt du, das Leben ist eine bunte, kurvenreiche Reise und keine gerade verlaufene Straße. Es kommt schon bald die nächste Kurve, und die bringt dich ganz woanders hin, als du es jetzt vielleicht erwartest«, hat sie mir einmal gesagt, als unsere Beziehung noch ganz frisch war.

Aufmunternde Worte, die ich schon so ähnlich von Mutti gehört hatte und die mir damals auch aus Larissas Mund richtig gutgetan haben. Mehr noch, ich fühlte mich Larissa ganz nah. Sie wischte meine Ängste nicht einfach vom Tisch, sie ging darauf ein. Ich konnte ihr immer so viel von mir erzählen.

»Ich koche uns Zanderfilet. Das magst du doch so gern«, meint Larissa plötzlich, und ich lächele sie an. Fisch? Ja, das stimmt. Ich liebe Fisch, besonders ganz fangfrischen. Den besten Fisch, den ich jemals gegessen habe, gab es auf den Malediven, in dem Urlaub, den ich 2009 nach meinem Afghanistan-Einsatz mit Susi III gemacht habe. Im Flur hängt ein Bild aus dieser Zeit. Susi hat es von mir gemacht. Ich stehe in Badehose im knietiefen Wasser auf dem Eiland im Indischen Ozean. Das Wasser schimmert türkisfarben, der Sand ist wirklich zuckerweiß. Und ich stehe in dieser unfassbar schönen Natur, braun gebrannt, strahlend, glücklich. Ich erinnere mich noch genau, was ich damals gedacht habe: Das Leben busselt mich nicht, es küsst mich. Alles ist einfach nur schön, und das Schicksal liebt mich von Herzen. Ich düse auf der Überholspur an allen vorbei, die auf dem Weg zum Glück irgendwo aufgehalten worden sind. Und so wird es für mich weitergehen, ganz sicher. Ich ahnte damals nicht, dass sich in meiner Seele bereits ein Stachel eingenistet hatte, der sich in ihr nicht nur festhakte, sondern auch Schaden anrichtete. Ein Stachel, der sich tief hineinbohrte und irgendwann einen Schmerz auslösen würde, der mich wie ein Kokon umgeben, aber mich nicht schützen wollte, sondern mich isolierte und fernhielt von allem, was mein Leben einmal ausgemacht hatte.

Aber es gibt ja ein Happy End. Ich habe meine PTBS ausgeheilt und brauche keine Therapie mehr. Geholfen hat mir, dass Menschen zu mir gestanden haben, meine Familie und seit mehr als einem Jahr auch Larissa, die Frau, die ich jetzt liebe.

Ich stecke heute nicht mehr den Kopf in den Sand und lasse nicht mehr zu, dass die Bilder der Vergangenheit mein Leben bestimmen. Ich schlafe seit Monaten gut. Meine Albträume sind Geschichte. Ich trinke keinen Alkohol mehr, rauche nur noch selten und konzentriere mich auf das, was ich habe, und das ist viel.

Mein Job ist sicherlich nicht der anspruchsvollste, aber er macht mir mittlerweile sogar Spaß. Ich habe einen wunderbaren Chef, dem ich dankbar bin, dass er mir die Chance gegeben hat, Geld zu verdienen. Ich habe sehr nette Kollegen, die mich gut und engagiert eingearbeitet haben. Mittlerweile verdiene ich auch mehr, und vielleicht kann ich sogar noch aufsteigen und wieder mehr Verantwortung bekommen. Ich warte jetzt erst einmal ab. Es ist gut so, wie es ist.

Meine Finanzen habe ich geregelt. Gut, ich fahre keinen Neuwagen mehr wie früher, sondern eine alte Klapperkiste, die ich mir für wenige Tausend Euro gekauft habe. Aber das ist auch nicht wirklich wichtig. Seit Juli 2016 wohne ich nicht mehr in meinem Apartment, sondern bei Larissa. Sie hat eine prächtige Vier-Zimmer-Wohnung und sogar ein Zimmer für meine beiden Jungs darin eingerichtet, damit wir auch zu fünft etwas unternehmen können. Damit spare ich wieder Geld. Es geht also immer bergauf, in kleinen, aber sicheren Schritten.

Mit Susi läuft es auch ziemlich entspannt. Ich bin trotz allem stolz auf sie und glücklich über unsere Beziehung. Sie war meine große Liebe und eine verlässliche Freundin und ist die Mutter meiner Kinder. Leider ist sie einen anderen Weg gegangen. Aber das ist vorbei. Jetzt müssen wir gemeinsam unsere Zukunft als Eltern schaffen. Wir verabreden uns per WhatsApp, wann ich die Kinder holen und zurückbringen kann, zwischendurch meldet sie sich auch, wenn sie meine Hilfe wegen der Kinder braucht, und ich versuche es immer irgendwie hinzubekommen, dass sie bei mir sein können. Unser Miteinander klappt.

Soweit ich weiß, lebt sie wieder allein, aber angeblich hat sie häufiger Bekannte. Aber das geht mich nichts mehr an. Unsere Beziehung ist vorbei. Übrigens ist sie wieder Soldatin und in Niederstetten stationiert. Ihr Ausflug ins zivile Leben war auch für sie enttäuschend. Sie hat ihre Ausbildung zur Ergotherapeutin zwar abgeschlossen, sich aber offensichtlich nicht um einen Job in ihrem neuen Beruf bemüht. Ich denke, es hängt auch mit den Kindern zusammen. Sie ist jetzt alleinerziehend und wird Arbeit und Kindererziehung bestimmt nicht problemlos unter einen Hut bekommen. Für sie ist es leichter, wieder in den Schoß der Armee zurückzukehren, mit festen Dienstzeiten und festem Einkommen. Vielleicht ist sie auch nicht gesund, immerhin war sie ja auch in einem Einsatz. Aber vielleicht sind das auch unsinnige Gedanken. 80 Prozent der Einsatzsoldaten haben keine Probleme. Oder zumindest glauben sie das. Vielleicht ist Susis Ausbruch aus der Beziehung nicht nur eine Reaktion auf mein Verhalten, so wie sie immer sagte. Vielleicht ist ihre Seele auch nicht gesund und sie hat PTBS-Symptome, die sie sich aber nicht eingesteht. Eine PTBS gibt es nun mal in vielen Formen und Abstufungen. Sie hat kein einheitliches Bild.

Aber ich will nicht über Susi nachdenken. Ich freue mich für sie, dass sie ihren Weg gefunden hat oder es zumindest glaubt.

* * *

Das Picknick am Main ist ein Volltreffer. Unsere drei Jungs haben richtig viel Freude. Schade, dass wir nur an jedem zweiten Wochenende zu fünft unterwegs sind. Oft gehen wir auch zum Fußball, denn Basti ist ein begeisterter Spieler. Er kickt in seiner Mannschaft mal im Tor und mal im Sturm, seine Vorbilder sind Manuel Neuer und Bastian Schweinsteiger. Philipp ist noch nicht vom Fußballvirus befallen, aber er sieht mit Jaydon gern zu. Doch wir machen auch viele andere Dinge zusammen, gehen zum Minigolf, ins Schwimmbad, besichtigen den Frankfurter Flughafen, den Tierpark oder fahren nach Bautzen zu Omi und Opi. Ich verstehe mich auch gut mit Larissas Eltern. Sie haben übrigens dieselben Vornamen wie meine Eltern, heißen Manuela und Gerd. Es ist lustig.

Als ich bepackt mit Picknickkorb und Decken durch die herrliche Natur gehe, die reine Luft atme, denke ich schon an Afghanistan, an den Staub, der einem die Luft zum Atmen nimmt, an den

Schmutz und auch an das Elend. Aber die Gedanken lösen nichts mehr in mir aus. Ich bekomme kein Herzrasen, keine Ängste, keine Luftnot. Die Einsätze sind ein Teil meines Lebens. Ich bin stolz darauf und möchte sie nicht verdrängen oder gar vergessen. Ich habe viel gelernt über andere Kulturen, über Politik und auch über mich.

Unterm Strich war alles gut, wie es gekommen ist. Ich bin an der Herausforderung gewachsen. Wer schon einmal verloren hat, ist dankbarer, reifer, stärker.

Als wir an diesem herrlichen Augusttag zurück in unsere Wohnung kommen, sind wir alle fünf müde, aber glücklich. Den Kindern fallen beim Abendessen schon fast die Augen zu, so kaputt sind sie von unserem Ausflug. Als ich sie ins Bett gebracht habe, freue ich mich auf einen gemütlichen Fernsehabend mit Larissa. Im Flur sehe ich wieder das Foto von den Malediven. Das Meer leuchtet wirklich unfassbar. Ich wollte immer ans Meer, den Traumstrand erleben. Damals, als ich auf dem Kreuzfahrtschiff anheuern wollte. Aber es ist alles anders gekommen. Der Fluss des Lebens hat mich an den Hindukusch gespült und auch wieder zurück. Danach ist mein Leben wie ein Kartenhaus zusammengebrochen. Dass die Entwicklung nicht zufällig war, habe ich erst später verstanden. Eine psychische Erkrankung hat meinen Sturzflug aus der Sonne verursacht. Aber es musste irgendwann auch wieder bergauf gehen, oder wie Larissa sagt, »man muss die Kurve nehmen«. Daran habe ich mich geklammert, auch wenn es Zeiten gab, in denen ich daran nicht mehr glauben konnte.

Ich hatte ein Leben und dachte, es wäre alles vorbei. Aber es ist gar nicht zu Ende. Es geht weiter. Nur anders.

»Weißt du, Baby«, sage ich zu Larissa und schenke uns ein Glas vom spanischen Wein ein. Die Flasche habe ich vor Kurzem im Supermarkt gekauft. »Wir sollten im Herbst nach Mallorca fliegen. Dort gibt es richtige Traumstrände.« Das Leben ist schön!

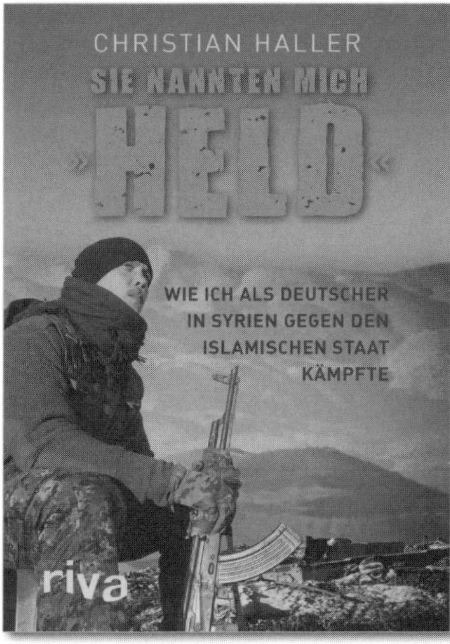

Auch als **E-Book** erhältlich

208 Seiten
17,99 € (D) | 18,50 € (A)
ISBN 978-3-86883-818-3

Christian Haller

Sie nannten mich »Held«

Wie ich als Deutscher in Syrien gegen den Islamischen Staat kämpfte

Christian Haller ist eigentlich ein ganz normaler Mann. Er hat einen guten Job als Veranstaltungstechniker und lebt in einer glücklichen Beziehung mit seiner Freundin. Doch nach den ersten Nachrichten über die Gräueltaten des Islamischen Staates weiß er, dass er seinen Beitrag leisten will, um den IS zu stoppen. Er nimmt Kontakt mit den kurdischen Kämpfern im Norden Syriens auf und reist nach wochenlangen Vorbereitungen endlich im Herbst 2014 zu ihnen an die Front. Nach seiner Ankunft in Syrien wird er bald schon mitten in die Kampfhandlungen hineingezogen. Er kämpft an der Front, neben ihm schlagen die Kugeln ein, er schläft in zerschossenen Häusern und lebt versteckt – immer auf der Hut vor den Terroristen. Er kämpft in einem brutalen Krieg, er sieht Dinge, die er nie mehr vergessen wird, er gewinnt Kameraden und verliert sie wieder auf dem Schlachtfeld. Nach sieben Monaten ist sein Einsatz vorbei, er wird von der Front abgezogen und kehrt nach Deutschland zurück. In diesem Buch berichtet zum ersten Mal ein Deutscher, wie der Krieg gegen den IS wirklich aussieht und warum es so wichtig ist, dass die Welt zusammenrückt und nicht nur zusieht, wie ein ganzer Kontinent in Brutalität, Chaos und Anarchie versinkt.

riva